超速で脳の疲れを取る

賢者の睡眠

メンタリスト
DaiGo

みなさんにお聞きします。

こんな睡眠習慣、「あり」だと思う？　「なし」だと思う？

健康に気を使って、毎朝5時には起きています！

あり？　なし？

誰でも頑張れば、ショートスリーパーになれる

あり？　なし？

休日の朝はゆっくり起きて、
日頃の睡眠不足を解消しています

ありなし？ **なし？**

朝起きたら、まずは
〝目覚めのコーヒー〟でシャキッとしたい

あり？ **なし？**

答えは、すべて「なし」。

「朝5時起き」も、「ショートスリーパー願望」も、「休日の朝寝坊」も、「寝起きすぐのコーヒー」も、すべて質の高い睡眠を妨げるアクションなのです。

それはなぜか――理由は本書の中で解説しています。

ページをめくって解答を探してください。

まえがき

私たちは、なぜ眠るのか。人はどうして睡眠を取るのか。

実は、この問いに対する学術的に明確な答えは出ていません。「人生の3分の1は寝ている」と言われるほど重要な行動なのに、睡眠には謎の部分がとても多いのです。

考えてみれば、**すべての生物にとって体中のスイッチがオールオフになる睡眠中ほど無防備な状態はありません。寝ている間に外敵から襲われるかもしれないのですから、睡眠はそれだけで非常にハイリスクな行動と言えます。**

それでも寝るわけです。ちゃんと眠くなる。

無防備になるリスクがあるにもかかわらず、進化の過程で淘汰されずにいまも必要とされて残っている。そう考えれば、いまだ謎は多いにしても睡眠の持つ重要性の大きさは十分にうかがい知れるでしょう。

人の生命と健康は、眠りによって維持されている

私たちは、いつまでも眠らずに起きたままで生き続けることはできません。

人はどれだけ眠らずにいられるか（断眠）については、過去にもさまざまな実験やチャレンジが行われています。

有名なものとしては、１９６４年に専門家の立ち合いの下で行われた断眠実験で達成された、アメリカの男子高校生ランディ・ガードナーの「２６４時間12分＝約11日間」という記録でしょう。

この実験では断眠を続けるうちに、目に見えて彼の体に異変が生じてきたと言います。**日を追うごとに理解力や分析力、運動能力などが低下、次第に正気を失って、目の焦点が定まらなくなり、呂律《ろれつ》が回らず言語不明瞭になり、記憶が欠落して幻覚や妄想を見るなど、かなり〝ヤバい〟状態に陥りました。**

ところが断眠をギブアップした彼は約15時間、貪《むさぼ》るように眠り続け、目覚めた後は

これといった後遺症もなく、次第に普通の生活に復帰したのだとか。

人は眠らないと心身の健康はおろか、生命にまで危険が及ぶことはもちろんですが、それ以上に、**約11日間もの断眠による深刻な体の異変がわずか15時間ほどの睡眠で回復したことにも大きな驚きを禁じ得ません。**

危険この上ない実験ではありますが、人間の生命と健康の維持にとって、睡眠がいかに重要かが実証された試みとも言えるでしょう。

かつて私が経験した睡眠不足、その理由とは

そう、これほどまでに睡眠は大切なのです。しかし現代社会においては、

「ベッドに入っても、なかなか寝付けない」

「よく寝たはずなのに、全然疲れが取れない」

「夜、寝ているのに、昼間も眠くなる」

「朝起きても、いつまでも頭がボーッとしている」

など、その睡眠についての悩みを抱える人が多くなっているのも事実。最近では「睡

眠負債」という言葉も世の中に定着してきました。

実は、私もこれまでに「夜眠れない」という経験をしてきました。いちばん顕著だったのはメディアで注目されてテレビ番組への出演が激増した時期です。物理的に時間の余裕がなかったこともありますが、最大の原因は食事の時間が不規則になったことです。

収録時の食事はロケ弁などになるのですが、空き時間にササッと食べることが多く、時間もまちまち。時間がなくて食べられないこともありました。**こうして食事のサイクルが崩れたことが引き金になって、一気に眠れなくなったのです。眠れなくなると頭の回転も鈍くなるので、パフォーマンスが低下します。そのことで悩みや心配事などが増えるとさらに眠れなくなる**——。正直、テレビに出ていた頃はそんな負のスパイラルに悩まされていました。

こうした睡眠の悩みも、私がテレビ出演をやめる決断をした大きな一因になっています。実際に、テレビに出なくなって、その時間を読書や勉強など自分の時間に費やすようになったら、すぐに眠れるようになり、睡眠の質も目に見えて高くなりました。

〝悩む前〟から睡眠への意識を高めておく

私もスキューバダイビングをするのでよくわかるのですが、海中に潜っているときは誰もが空気の存在や大切さをものすごく意識しています。なぜなら自分の命に直結するからです。ところが海から上がって日常に戻ると、多くの人が空気の存在をあまり意識しなくなる。空気があって呼吸できることが当たり前になっているんですね。

睡眠にも同じことが言えます。眠りに悩みを抱えている人はみな自分の睡眠に意識が向いていますが、よく眠れている人ほど自分の睡眠に関してあまり関心を持っていないものです。

ですから否応なく睡眠が気になるようになったときは、すでに睡眠不足の〝沼〟に足を踏み入れている状態だとも言えるのです。そのときはもう判断力や思考力も低下しているため、改善のためにすべきこともよくわからない。だから多くの人は睡眠の悩みからパッと抜け出せないのです。

睡眠については、違和感を感じたり悩んだりするようになってから対処しても遅いということ。普段から自発的に意識し、悩むようになる前に先手を打って対策を考えることが大切なのです。

「スリープスコア」で自分の睡眠状態をチェック

では本編に進む前に、ひとつ簡単なテストをしましょう。

次の7つの質問に対して、主観でかまいませんので自分が該当すると思う答えを番号で選んでください。では始めましょう。

Q1 思いどおりに寝たり起きたりできますか?(アラームありでもOK)

1 まったくできない
2 ほとんどできない
3 半々くらい
4 だいたいできる
5 毎朝できている

Q2
日中に眠くなりますか？

1 しょっちゅう眠くなる
2 ときどきなる
3 場合による
4 ほとんどならない
5 まったくならない

Q3
夜中に目が覚めることがありますか？

1 毎晩のようにある
2 よくある
3 ときどきある
4 ほぼない
5 全然ない

Q4
夜中に目が覚めたとき、寝直すのに苦労しますか？

1 いつも苦労する
2 よく苦労する
3 ときどき苦労する
4 あまり苦労しない
5 まったく苦労しない

Q5
夢を見ますか？

1 毎晩のように見る
2 よく見る
3 ときどき見る
4 あまり見ない
5 まったく見ない

Q6
自分の睡眠の質を自分で評価すると？

1 超悪い
2 どちらかと言えば悪い
3 ふつう
4 どちらかと言えばいい
5 超いい

Q7
朝、目覚めたときの気分は？

1 超悪い
2 どちらかと言えば悪い
3 ふつう
4 どちらかと言えばいい
5 超いい

次に、それぞれ選んだ回答の番号の数字をすべて足してください。その合計点で、あなたの睡眠状態の傾向＝「スリープスコア」は次のようになります。

27点以上――非常に睡眠状態がいい【レベルA】
18〜26点――普通、中程度【レベルB】
17点以下――非常に睡眠状態がよくない【レベルC】

くださ い。

●Cの人は要警戒。すぐにでも睡眠習慣を見直す必要があります。
●Bの人も油断は禁物。18点に近いBは「C予備軍」なので要注意です。
●Aの人は結果に安心せず、いまの睡眠の状態をキープするように心がけてください。

質の高い眠りを求める〝賢眠意識〟を持とう

あなたは何点で、どのレベルでしたか？

この本は、すべてのレベルの人にとって有益な「賢い眠り、質の高い眠り」のための睡眠習慣をお伝えするためのものです。

よく眠れている人は、Bの中程度の人と比べて「幸福度が25％高く、物事を達成できる確率が30％高く、さらにストレスを感じる率が40％も低い」ことがわかっています。よく眠っている人ほど、毎日の生活を楽しめているのですね。

睡眠の重要さを知り、常に質の高い眠りを求める――この〝賢眠意識〟こそが、充実した人生を手に入れるための最強の手段になります。

みなさんも本書を最大限に活用して自分の睡眠習慣に向き合い、愚眠を見直し、賢眠のためのアプローチを実践してください。

睡眠については個人差も大きいため、すべてのアプローチが必ずしもすべての人に効果ありとは言い切れない部分もあります。ただ、今の自分の睡眠に満足できていないのなら、実践できそうなアプローチを試してみる価値、「これならできそう」という方法にチャレンジしてみる価値はあるはず。

そうでないまでも、自分自身の睡眠にしっかり向き合うキッカケにするだけでもこの本を手に取った意味はあると考えます。

眠りが変われば、人生も変わります。眠りの〝賢・愚〟が、あなたのQOL（クオリティオブライフ）を左右するのです。

さあ、ページを開きましょう。

〝愚眠〟よ、さらば――あなたの「睡眠賢者への道」は、ここから始まります。

2021年8月

メンタリストDaiGo

賢者の睡眠　超速で脳の疲れを取る

目次

CHAPTER 1

睡眠賢者は知っている〝悪眠〟がもたらす3つの弊害

CHAPTER 2

遺伝子で決まっている自分の睡眠タイプを知る

CHAPTER 3

眠りの質を爆上げする5つの〝賢眠〟アプローチ

CHAPTER 4

心地よくストンと寝入る5つの「ナイトルーティン」

CHAPTER 5

夜の安眠を呼ぶ5つの「モーニングルーティン」

CHAPTER 1

睡眠賢者は知っている 〝悪眠〟がもたらす3つの弊害

▼睡眠不足の悪影響は枚挙にいとまなし

人も、情報も、コミュニケーションも、社会そのものまでもが眠ることなく24時間365日、絶え間なく動き続けている現代社会。そこでは、

「寝ている時間がもったいない」

「寝る間を惜しんででもやりたいことがある」

といった眠りを犠牲にしたくなる誘惑や、

「人が寝ている間に頑張った者が勝つ」

「寝ていないことが仕事をした証《あか》し」

といった〝前時代的〟な価値観が根強く残っています。


加えて、競争社会や管理社会のストレス、情報過多・コミュニケーション過多による複雑でナーバスな人間関係など、本来必要な睡眠を妨げる要素があふれています。

目の前の誘惑に駆られて、睡眠時間を犠牲にしてしまう。
気合や根性を見せるために眠らない。
ストレスや気がかりがあって眠れない。
寝ようとしても寝付けない。
寝たつもりでも疲れが取れない。

こうした状態が続くと人間の心身の健康は少しずつ、確実に蝕《むしば》まれていきます。
それが次に挙げる5つをはじめとするデメリットです。

理解力や判断力などが低下する。

将来的に認知症リスクも高くなる。

細胞の新陳代謝も、免疫力も低下する。

精神状態が不安定になる。

人間関係にもデメリットがある――。

睡眠不足や質の低い睡眠といった悪い眠り（悪眠）の影響は枚挙にいとまがありません。

ここからは悪眠がもたらすこれらの弊害について詳しく解説します。

寝ないこと、眠れないことの〝ヤバさ〟を知ることから始めましょう。

「脳」にマイナス

▼脳は「睡眠中」に疲れを取り、リカバリーする

まえがきでも紹介しましたが、1964年のアメリカ男子高校生を被験者とした断眠実験では、断眠の継続に伴って理解力や思考力、分析力が低下し、記憶も欠落するなどの体調への甚大な弊害が確認されています。

そこまでの断眠でなくても、寝不足気味のときは頭がボーッとして集中力を欠き、普段ならしない凡ミスをやらかしてしまう、何だかやる気が出ない、といった経験は誰もが持っているはず。

そうした事態を招く要因もやはり、睡眠不足によって脳のリカバリーができず、脳に疲労が溜まることによる、脳機能の低下にあると言えます。

人間の生命活動のすべてを司《つかさど》る脳は常にフル稼働状態。そのため身体器官のなかでも突出して大量のエネルギーを消費しています。

そして、フルタイムで働きづめの脳にとって自分自身を休め、リカバリーするためのタイミングこそが「睡眠中」なのです。

人間が「敵からの襲撃」という危険を顧みず、それでも睡眠を確保するように進化したのも、脳を休ませて疲れを取ることが非常に重要だったからではないでしょうか。

また、前述した断眠実験では、睡眠の欠如によって正気を失い、幻覚や妄想を見るなど精神面にも大きな弊害が及んでいます。つまり脳の疲れはメンタルの安定にも悪影響を与えているということ。寝不足だと些細なことでイライラしたり、キレやすくなったりするのもそのためです。

そうした意味でも毎日の睡眠をしっかり取ることは、脳の疲れを解消してリカバリーし、メンタルを安定させて、心身ともに常に最大のパフォーマンスを発揮するための最重要アプローチなのです。

とはいえ、寝つきが悪く、眠っても夜中に何度も目が覚めてしまうような質のよくない「悪眠」では、何時間とっても脳の疲労回復にはあまり効果がありません。

脳疲労のリカバリーのためにも、やはり質の高い良質の睡眠の確保に力を注ぐことが大きなポイントになるのです。

▼ちゃんと寝ないと、脳内が「ゴミ屋敷」になる

睡眠の持つ重要な役割のひとつに挙げられるのが「脳のデトックス」です。

私たちの脳は活動する際、有害な老廃物を排出しています。代表的なものが、アルツハイマー型認知症の発症原因とも言われる「アミロイドβ《ベータ》」というタンパク質です。

こうした**老廃物が脳内に蓄積されると脳の働きに悪影響を及ぼし、認知機能障害などのリスクも高まってしまいます**。ですから常に脳を掃除して、溜まった老廃物を回収・除去する必要があるのです。

私たちの体内には細胞に酸素や栄養を運び、細胞から排出された老廃物を回収する役割を持つ「リンパ系」が張り巡らされています。

ところが、脳にはこのリンパ系がありません。そのかわりにリンパ系と同様の働きをする「グリンパティックシステム」という老廃物回収・除去プロセスが稼働しています。

グリンパティックシステムとは脳内に脳脊髄《せきずい》液（ＣＳＦ）という液体を循環させて老廃物を洗い流す機能のこと。

睡眠中の脳細胞は少し縮むため、細胞同士の間に隙間が生まれます。そこを流れる脳脊髄液が脳細胞から有害なタンパク質などを引き取って除去することがわかっています。

つまり**私たちが眠っている間、脳内では「大掃除とゴミ回収」が行われている**のです。

質のいい睡眠がとれないとグリンパティックシステムによる掃除ができず、アミロイドβのような有害な老廃物が回収されないまま蓄積されて、脳内が〝ゴミ屋敷〟状態に。

その結果、脳機能の維持にマイナス影響が出て、将来的にアルツハイマー型認知症になるリスクも高くなってしまうのです。

▼ちゃんと寝ないと「脳が居眠り」する

授業中、自分では起きているつもりが実はボーッとしていて、突然の指名に「ビクッ」と我に返り、「オレ、今、寝てた？」——。

本を読んでいるとき、無意識に同じ行を2度、3度と繰り返し読んでしまい、気がついたら一向に先に進んでいない——。

こうした経験をしたことがある人も多いかと思います。

これは自分では眠気を感じておらず、目も開けたまま、映像も見えたままにもかかわらず、一瞬だけ脳の活動が停止してしまう「マイクロスリープ」という現象です。

時間にして1〜10秒程度という無意識に起きる瞬間的な居眠りのようなもので、睡

眠不足から脳を守り、休ませようとするための防御反応と考えられています。

睡眠不足は、本能的な防御反応が起きるほど脳にとってよくないことなのです。

マイクロスリープが非常に危険なのは、ほんの一瞬のことであるがゆえに、当の本人も周囲にいる人も「寝ていることに気づかない」という点です。

居眠り運転で交通事故を起こしたドライバーから、「寝ていたわけじゃないけど、事故の瞬間だけ記憶がない」といった証言が出てくることがありますが、これなどはまさにマイクロスリープによるもの。自分では目を開いて普通に運転しているつもりでも、瞬間的に脳の活動が低下し、居眠り状態になっていたということです。

ある実験では、32時間ずっと睡眠を取っていない人にクルマの運転をさせて脳波をチェックしたところ、運転中に20回以上もマイクロスリープ現象が発生していたことがわかっています。

「あ、オレ、今寝てる」と自覚できれば事故の防ぎようがあるのですが、寝不足で疲れた状態だと、自分が寝ているという自覚がないまま、脳の活動が低下してしまうということが起こり得るのです。

脳は、全体重の2％程度の重さですが、エネルギー消費では体全体の20％を占めています。つまり、他の臓器よりも多くのエネルギーを食う、消費コストが非常に大きい臓器だということ。

そして睡眠不足が続くと、脳のエネルギー不足という事態が起きてくるのです。

マイクロスリープは睡眠不足が積み重なって、「起きているという自覚」を維持できないほど、脳が強く睡眠を必要としている状態。**睡眠不足による脳のエネルギー不足でパフォーマンスを維持できず、普段なら当たり前に発揮できる注意力や集中力、判断力などが著しく低下している状態です。**

こうしたマイクロスリープは、睡眠不足が引き起こす〝脳のかなりヤバイ状態〟とも言えます。授業中の居眠りや進まない読書程度のことなら笑い話で済ませられますが、人の生命に関わるような重大な事態を引き起こす可能性もあるのです。また、次の図のような方法でマイクロスリープを改善することができます。

マイクロスリープの改善方法

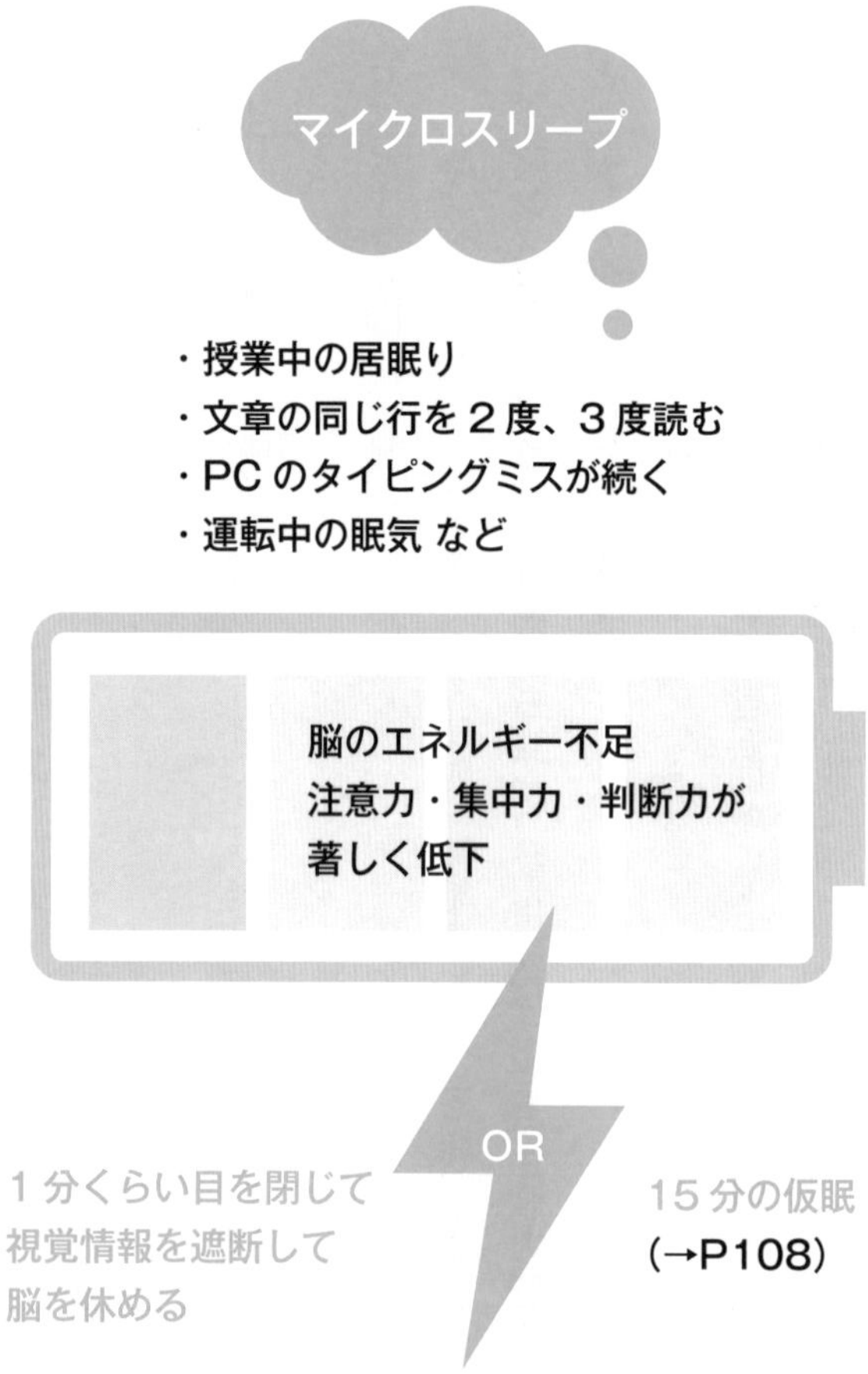
マイクロスリープ
・授業中の居眠り
・文章の同じ行を２度、３度読む
・PC のタイピングミスが続く
・運転中の眠気 など
脳のエネルギー不足
注意力・集中力・判断力が
著しく低下
1 分くらい目を閉じて
視覚情報を遮断して
脳を休める
OR
15 分の仮眠
(→P108)

▼ちゃんと寝ないと「おバカ」になる

睡眠の質は、「頭の良さ」にも大きく影響しています。

2019年、アメリカのマサチューセッツ工科大学（MIT）である研究が行われました。

平均年齢18歳の大学生88人に一定期間（1学期中）、フィットビット（アップルウォッチのようなウェアラブルデバイス）を装着させて、睡眠時間や睡眠の質、睡眠スケジュールなどを計測。そのデータと学期終わりのテスト結果とを紐づけて、「睡眠がどれくらい学業成績に影響を与えるか」、その関係性を調査するというものでした。

その結果、**計測期間を通じて「長く」「規則性のある」、しかも「質が高い」睡眠をとっていた学生ほどテストの成績がよかった**ことが判明しました。睡眠の質とテスト結果には大きな相関性が認められたということです。

しかも具体的な数値として、「テスト結果の変動（成績の良し悪し）の25%は、睡眠習慣に左右される」というデータも算出されたのです。

テスト結果の変動は睡眠習慣に左右されるか

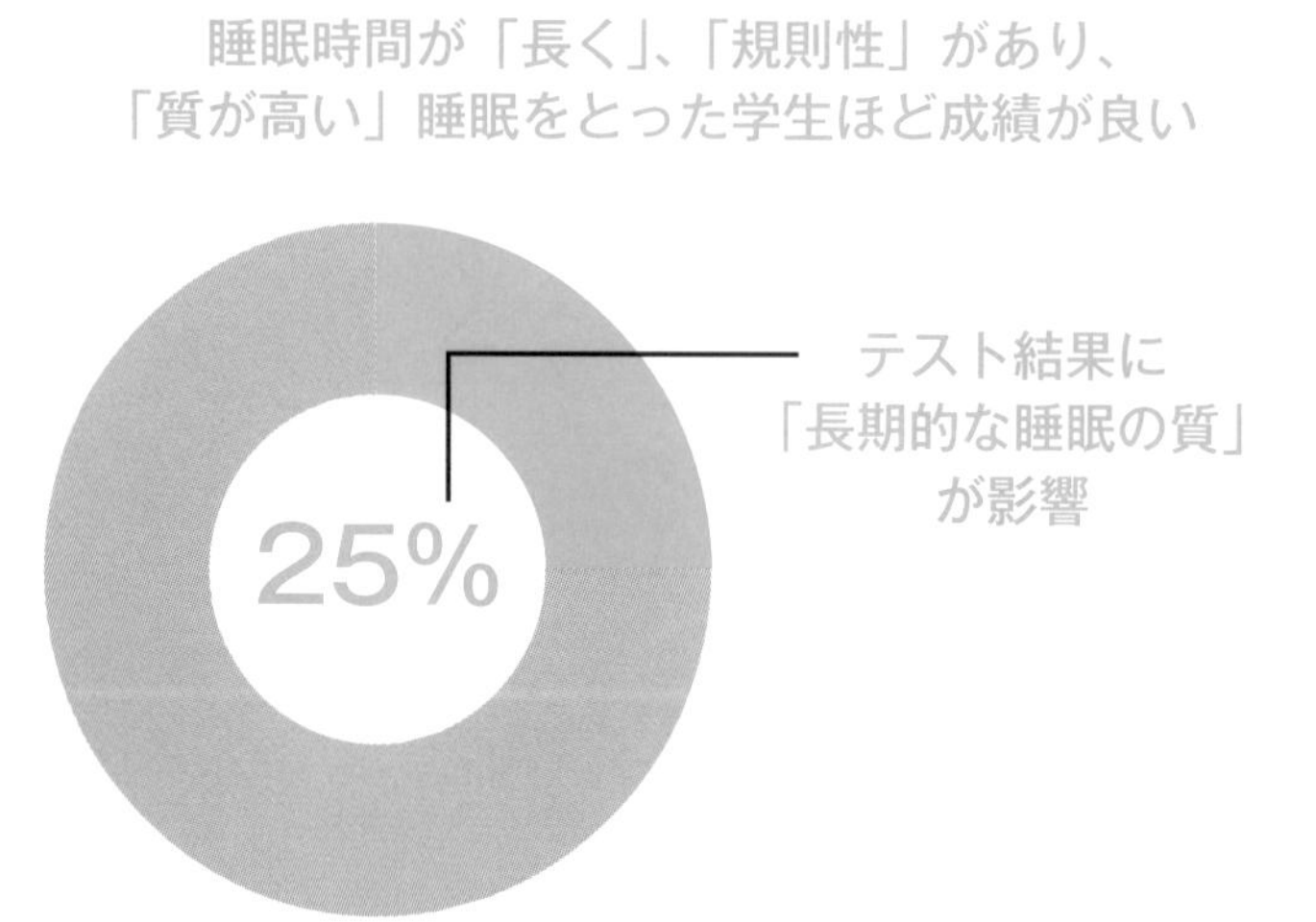
睡眠時間が「長く」、「規則性」があり、
「質が高い」睡眠をとった学生ほど成績が良い
25%
テスト結果に
「長期的な睡眠の質」
が影響

人間の知性は遺伝による影響が大きく、とくに成年期の知能指数（ＩＱ）は、ほとんどが生まれつき持っている遺伝子によって決まると考えられています。

だとするならば、「睡眠習慣」という後天的に得られるファクターが学業成績に25％もの影響をもたらすというＭＩＴの研究結果は、非常に興味深い発見と言えるでしょう。

「勉強ができないのは親譲りで生まれつき」と諦めている人も、規則正しく質の高い睡眠習慣を極めることで「遺伝による頭のよさ」

に対抗できるのです。

逆に言えば、どれだけ遺伝子的に恵まれていても、毎日の睡眠を疎《おろそ》かにすれば成績に悪影響があるということです。

人はちゃんと寝ないと「おバカ」になる。これも悪眠の大きな弊害のひとつです。

▼長期的な悪眠が脳の働きを低下させる

ちなみにこのMITの研究ではもうひとつ、「テスト前の一夜漬けで睡眠不足になっても、翌日の成績にはほとんど関係がなかった」という結果が得られています。テスト前夜の「睡眠の質」は、翌日の集中力や思考力、判断力にさほど影響を与えなかったんですね。

では、テスト結果を左右したのは何か。

それは前夜によく眠れたかどうかではなく、テスト勉強をしている期間（この場合は対象期間となった学期）全体を通じて、質の高い睡眠が安定的にとれているかどうか。つまり「長期的な睡眠の質」だったのです。

仕事でも同じことです。

例えば新規プロジェクトのプレゼン前夜などによくある、

「資料作成が間に合わず、仕方なく徹夜した」

「緊張してよく眠れなかった」

といった直前の一時的な睡眠不足ならば、翌日の本番でのパフォーマンスにはさほど大きなマイナス影響が出ないということ。

ただし、「だから徹夜を推奨します」ということではありません。

たしかに直前の寝不足と翌日のパフォーマンスに関係はありませんが、だからといって徹夜した方がいいことにはなりません。

逆にプロジェクト立ち上げからずっと睡眠不足だったり徹夜が多かったりという状態が続いていると、たとえ前日だけよく眠れたとしても、本番でのパフォーマンスに悪影響が出やすくなるんですね。

1日徹夜しただけで、その後の4日間は脳にダメージが残ると言われています。脳の機能を考えたら、徹夜はしないに越したことはないんですね。

ただ、**勉強や仕事などのパフォーマンスのためには、1日の徹夜という短期的な見方ではなく、長期的なスパンで「普段の睡眠習慣」の改善に取り組むべき**だということです。

まとめ

ちゃんと寝ないと脳が「ゴミ屋敷」「居眠り」「おバカ」に。
「質が高い」睡眠を極めれば、遺伝の「頭の良さ」も超えられる。

「体」にマイナス

▼ちゃんと寝ないと「細胞」が再生しない

睡眠には「細胞のメンテナンス」という、とても重大な役割があります。

眠っている間に、疲労したり破損したりした細胞が修復・再生されるのですが、その際のカギとなるのが、脳の下垂体から分泌される「成長ホルモン」というタンパク質です。成長ホルモンには、皮膚や筋肉、骨の形成、傷ついた筋肉や内臓などの体組織の修復、さらに細胞の新陳代謝の促進といった働きがあります。

そして――ここがミソなのですが――成長ホルモンの分泌は「夜間の睡眠中」に集

中しているのです。日中も分泌されますが微々たるもの。大半は夜眠っている間、それも**「寝入ってから2~3時間後」のタイミングで分泌される**ことがわかっています。寝ている間に身体が成長する――昔から言われる「寝る子は育つ」の格言には、ちゃんとした科学的根拠があるんですね。

逆に言えば、ちゃんと寝ないと成長ホルモンが適切に分泌されないということ。「オレはもう大人だから、これ以上成長しなくてもかまわない。成長ホルモンなど関係ない」と考えるのは大間違いです。成長ホルモンの分泌量は成長期の子どもだけでなく、成人した大人にとっても重要であることに変わりはありません。体組織の修復・再生や細胞の新陳代謝が滞ったら、体はどんどん疲弊して老化の一途をたどることになるのです。

さらに成長ホルモンは皮膚の新陳代謝も促します。**睡眠不足になると肌が荒れるのは、皮膚の新陳代謝が進まず、新しい細胞に入れ替わりにくくなるから。**逆に言えば、しっかり睡眠を取って新陳代謝を促すことが、若々しく美しい肌の維持につながるということ。成長ホルモンにはこうしたアンチエイジング効果もあるんですね。

さらに重要なのが、成長ホルモンの分泌を促進するホルモンがあるということ。その正体は「メラトニン」というホルモンです。**「睡眠ホルモン」とも呼ばれるメラトニンは、睡眠を促進し、健康な体を維持するために非常に重要な働きを担っています。**次項以降、何度も登場してくるので、詳細はその都度解説します。

▼ちゃんと寝ないと「血管」が詰まりやすくなる

寝不足や質の低い睡眠といった「悪い眠り＝悪眠」の習慣化による弊害として、次に挙げられるのは疾患リスクの増加でしょう。

なかでも注意すべきは、**「心血管疾患」のリスク**。そして、その**カギを握っているのが睡眠に深く関わる「メラトニン」という神経ホルモン**です。

脳内の松果体《しょうかたい》という器官から分泌されるメラトニンには、体内時計（↓P68）に働きかけて自然な眠りを促進する作用があります。

その分泌は主に夜間（21時頃）に始まり、深夜3時頃にピークを迎えると以降は徐々に分泌量が減っていきます。つまり、メラトニンの分泌量が増えると眠くなり、抑制されて少なくなると目が覚めるわけです。こうした作用があるために「睡眠ホルモン」とも呼ばれています。

そしてこのメラトニンには、血管を保護してきれいに保ち、血管の詰まりの原因となる血栓ができるのを防いで血圧を下げる働きもあることがわかっています。

つまり、メラトニンの十分な分泌による質の高い睡眠は、血管や血流にとってもプラスに作用し、結果、心血管疾患（心筋梗塞や脳梗塞など）のリスクの低減にもつながるのです。

しかし、悪眠というメラトニンの分泌量が少ない状況下では、血管が汚れて血流が滞り、血栓ができやすくなってしまうのです。

ちなみに6時間以下の不十分な睡眠しかとっていない人は、しっかり寝ている人と比べて高血圧になるリスクが3倍も高いという報告もあります。

睡眠関連ホルモンの１日の分泌リズム

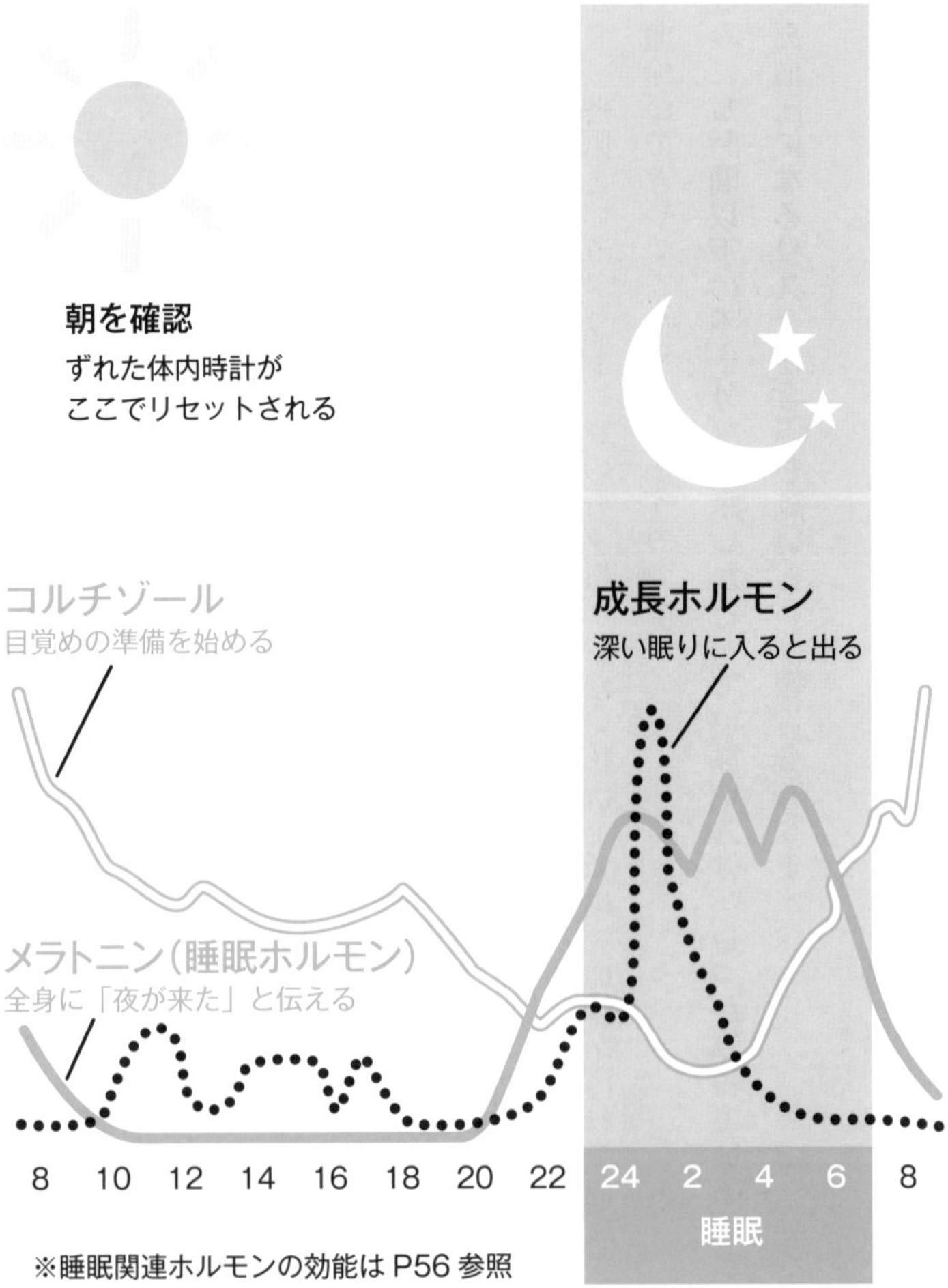

※睡眠関連ホルモンの効能は P56 参照

▼ちゃんと寝ないと「免疫力」が低下する

睡眠不足は「免疫力の低下」にもつながります。

免疫は体内に侵入した病原体やウイルスなどを撃退する「防御システム」のこと。この免疫力がもっとも高まるのが睡眠中で、ここにもメラトニンが関係しています。

実は、睡眠を促すメラトニンには免疫力を高める働きもあります。ストレスによる免疫力低下を抑制し、感染症に対する抵抗力を高める作用があります。

少し風邪っぽかったけど、ひと晩ぐっすり眠ったら治った――多くの人が経験しているこうした現象も、睡眠中に高まった免疫機能が働いているからなのです。

さらにメラトニンには、がん細胞を撃退する免疫力を高めると同時に、抗がん剤の使用などによる免疫力の低下を軽減する効果があることも確認されています。

睡眠不足が続くとメラトニンが十分に分泌されず、免疫力が低下する。その結果、ちょっとしたことで風邪をひく。感染症にかかりやすくなる。傷が治りにくい。さら

にはがんのリスクも高まるなど、大きな健康被害につながってしまうのです。

また免疫力は、内臓の働きや代謝、呼吸、体温などの調節のために24時間働き続けている自律神経とも密接な関係があります。

自律神経には活動時や緊張時などに優位になる交感神経と、睡眠中やリラックス時などに優位になる副交感神経があり、両者がバランスをとりつつ働いています。

そして、睡眠中に優位になる副交感神経には、疲れた体の機能の回復や内臓機能の向上、そして免疫力を正常化する作用があるのです。

この点からも、睡眠と免疫力とは非常に深い関係にあることがわかるでしょう。

▼ちゃんと寝ないと体が「老化」する

私たちの体内では、睡眠中に全身の細胞の再生や修復が行われていますが、その際同時に、有害な性質を持つさまざまな老廃物も発生しています。これが体内に溜まると身体機能に悪影響を及ぼし、健康を損なう恐れがあります。

なかでも注意すべき老廃物が、細胞を酸化させる（サビつかせる）作用がある「フリーラジカル」と呼ばれる物質。活性酸素もそのひとつです。

フリーラジカルが蓄積すると体内の細胞がサビついてダメージが加えられ、脳卒中や心血管疾患、糖尿病といった重篤《じゅうとく》な病気の原因になります。

さらに厄介なのは遺伝子までもが傷つけられる点です。細胞内の遺伝子にダメージを与えて変異させることで、正常な細胞ががん化してしまう恐れがあるのです。

健康な体を維持するためには、フリーラジカルに代表される人体に有害な老廃物をきちんと除去する必要があるわけですが、幸いにも私たちの体にはそのためのシステムが備わっています。

そのひとつがフリーラジカルを分解・無毒化し、取り除く「抗酸化作用」という働きです。そして、その働きに欠かせない非常に強力な抗酸化力を持っている物質もまた、睡眠ホルモンである「メラトニン」なのです。

メラトニンは自然な睡眠に誘導するだけでなく、眠りに落ちたあとの体内では、免疫力を高め、さらにはフリーラジカルを無害化するなど大奮闘しています。

「睡眠不足↕メラトニンの分泌量減少」という負のスパイラルに陥ると、私たちの体は内側から弱まり、傷つき、ひいては健康を損なうことになるのです。

▼ちゃんと寝ないと「太る」

もうひとつ、「ちゃんと寝ないと太りやすくなる」ことも判明しています。

2008年にシカゴ大学メディカルセンターで「1日4時間しか眠らない生活を5日間続ける」という実験が行われました。その結果、被験者たちの摂取カロリーが普段より20％も増えたことがわかりました。睡眠不足と肥満には密接な関わりがあることが明らかになったのです。

また別の研究では、睡眠時間を1日の睡眠時間を3・5〜5・5時間に制限して1週間ほど過ごさせた被験者の1日の摂取カロリーを調査、睡眠時間が1日7〜12時間のよく寝た人と比較するという実験も行われています。

その結果、睡眠不足の人はよく寝た人よりも、1日平均で385キロカロリー多く摂取していることがわかりました。しかも、消費カロリー量は同じだったそうです。

簡単に言えば、睡眠不足になると翌日のカロリー摂取量が平均３８５キロカロリーも増えるということ。３８５キロカロリーと言えば大体おにぎり2個分程度。睡眠不足になるとこれだけ食べ過ぎ、しかもカロリー消費しないのですから「そりゃ太るでしょ」というわけです。

さらにこの研究では、**睡眠不足になるとジャンクフードや唐揚げといった高カロリーの食品をより好むようになり、タンパク質の摂取量は減るという傾向も見られた**そうです。

これもまた「寝ないと太る」の要因のひとつと言えるでしょう。

では、なぜ睡眠不足になると食欲が増すのでしょうか。

その原因は、胃で分泌されて食欲を増進させる「グレリン」と、脂肪細胞で分泌されて食欲を抑制する「レプチン」という、正反対の働きをする2つのホルモンにあります。

ある研究では**睡眠不足になると両者のホルモンバランスが崩れて、グレリンが28％増加し、逆にレプチンが18％低下し、空腹感や食欲は23％増加、特に高糖質食に対する食欲は32％増加した**ことが確認されています。

睡眠関連ホルモンの効能

成長ホルモン

- 体中の傷や痛みを治す
- アンチエイジング効果
- 美肌効果

メラトニン

- 心筋梗塞や脳梗塞のリスク低減
- ストレスに強くなる
- 感染症への抵抗力を高める
- がん細胞を撃退
- 老廃物を除去

コルチゾール

- 強いストレスから心身を守る
- ダイエット効果
- 糖質、脂質、タンパク質代謝を調整
- 血糖値の低下を防ぐ

つまり、**「不要不急の空腹感を感じて食欲が爆上がりした上に、その食欲に抑えがききにくい状態になっている」**ということ。これでは太りやすくなるのも当然でしょう。

さらに「コルチゾール」というホルモンも「寝ないと太る」に関わっています。

コルチゾールは抗ストレスホルモンと呼ばれ、強いストレスから心身を守ってくれるのですが、一方で、寝ている深夜から朝にかけて、体内に蓄積されたブドウ糖を分解したり、脂肪分を燃焼させてエネルギーをつくり出す働きも持っています。

しっかり睡眠を取っていれば、コルチゾールの働きで「寝ながらにしてダイエット」の効果が期待できますが、睡眠不足になるとこうしたチャンスをみすみす手放してしまうことに。しっかり寝ないと、太りやすくなるだけでなく、「やせにくくもなる」のです。

まとめ

ちゃんと寝ないと「細胞」「血管」「免疫力」に悪影響。体の「老化」を早めたり、「太りやすく」なる。

「人間関係」にマイナス

▼ちゃんと寝ないと「不誠実」になる

バージニア工科大学の研究で、とても興味深い結果が報告されています。それは、「人は、睡眠不足になるほど意志力が弱まって、他人を騙《だま》したり、ごまかしたりするようになる」というもの。

例えば、つい仕事をサボッたり手抜きをしたり、結果をごまかしたり、面倒なことを後回しにしたりといった行動に走る傾向が強くなる。つまり、睡眠不足の人は「不誠実になりやすい」ということです。

「このところ忙しくて、週3で徹夜してるんだよ」

「先週は毎日3時間しか寝てないんだ」

――ときどき、こうした「寝てない自慢」をする人がいます。

でも睡眠不足と不誠実の関係を考えれば、その人は本当に仕事を頑張っているのではなく、「寝ないで頑張る自分」をアピールして褒めてもらおう、多少のミスは大目に見てもらおうなどと考えている可能性もあるんですね（あくまでも可能性の話で、本当に頑張っている人ももちろんいますが）。


さらにシンガポールマネジメント大学の調査では、「睡眠不足の社員は、そうでない社員よりも仕事中にネットサーフィンする確率が高い」こともわかっています。

これは要するに、**ちゃんと寝ていないと、やるべきことがあっても周囲の誘惑に勝てず、目の前の欲求に流されがちだということ。**

ですから、あからさまに寝不足だとわかる人、睡眠を大事にしていない人、寝てない自慢ばかりする人――会社にいるこうした人たちには要注意です。

睡眠不足だと信用を失う

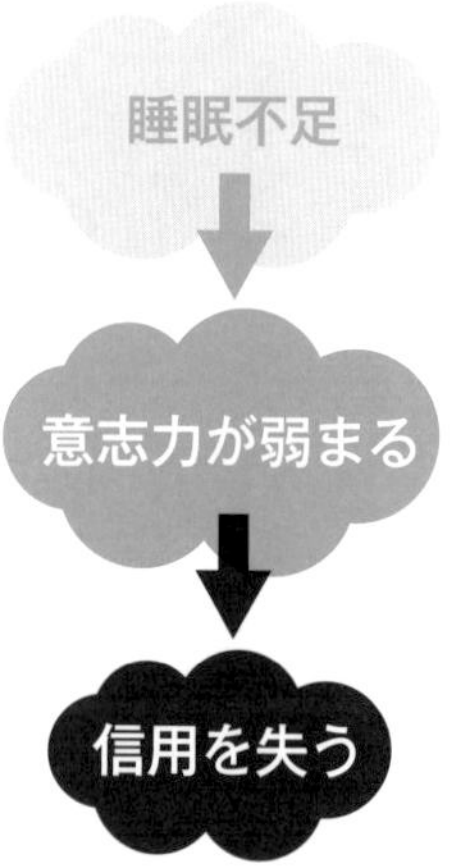

・あきらかに寝不足だとわかる人
・睡眠を大事にしていない人
・寝てない自慢をする人

・仕事をサボる
・仕事の手を抜く
・結果をごまかす
・面倒なことを後回しにする
・仕事中にネットサーフィンする
・仕事中にエロ動画サイトを見る

パッと見は「一生懸命仕事してるな」と思っても、実は仕事どころかオフィスのパソコンで昼間からエロい動画を見ているといった可能性もなきにしもあらず、です。ちなみにエロ動画サイトへのアクセス数は、深夜よりも日中の就労時間帯の方が多いのだとか。

誘惑に負けて衝動的に易《やす》きに流れる——1度や2度ならまだしも、こうした不誠実なことを繰り返していると、人としての信用を失うことにもなりかねません。

睡眠不足は人の誠実さを奪い、「ダメダメ」にする引き金にもなり得るんですね。

▼ちゃんと寝ないと「友だちが減る」①

睡眠不足や質の悪い睡眠が続くと、外見的にも悪影響が出てきます。

２０１７年、スウェーデンの国立医科大学であるカロリンスカ研究所が、**「人はぐっすり寝ると美しくなり、睡眠不足だと外見的な魅力が減じる。数日間の睡眠不足でも人は醜《みにく》くなる」**という実験結果を発表しています。

その実験とは、大学生の男女25人を対象にして、

１回目：２日間連続で十分な睡眠を取らせる

２回目：１回目の１週間後に、２日連続で４時間だけ睡眠を取らせる

そして1回目（十分な睡眠）、2回目（睡眠不足）の後に、それぞれ被験者全員の〝化粧をしていない顔〟の写真を撮影。

その写真を別の男女１２２人に見せて、「どのくらい魅力を感じるか」「健康そうに

見えるか」「眠そうに見えるか」「信頼できそうか」「交流したいと思うか」などについて評価してもらうというものです。

その結果、睡眠が十分にとれていない顔写真を見た被験者は、「交流したいと思うか」に対する評価が低くなる傾向があることがわかりました。さらに睡眠不足の被験者の写真は、そのほかの項目でも「魅力的に感じない」、「不健康そう」といったネガティブな評価をされたそうです。

顔写真だけで、生気や覇気のない不健康そうな印象が伝わってしまった。つまり、睡眠不足はその人の外見にもマイナスに影響していたことがわかったのです。

睡眠不足が続くと元気がなさそうに見えるだけでなく、周囲から「あまりお付き合いしたくない」と思われて距離を置かれる恐れさえあります。

ちゃんと寝ないと、友だちが少なくなる——睡眠をおろそかにすると、そうした人間関係における深刻なリスクにもつながってしまうのです。

▼ちゃんと寝ないと「友だちが減る」②

睡眠不足で友だちが減る理由は、外見が与える印象だけではありません。

カリフォルニア大学バークレー校のマシュー・ウォーカー教授の研究チームの研究発表によると、「人は質のいい睡眠がとれなくなると、相手の表情を読み取る能力が低下する」ことがわかっています。

研究チームが行った実験は、18人の健康な成人被験者に「好意的な表情から敵対的な表情まで70種類の人の表情の画像」を見せて、脳の状態や心拍数を測定するというもの。実験は、被験者たちが「十分に睡眠を取った状態」と「睡眠不足の状態」とで2回行われました。

その結果、被験者が睡眠不足のときは、脳の感情を読み取る島皮質《とうひしつ》前部と前帯状皮《ぜんたいじょう》質という部位で、画像の表情が「好意的か、敵対的か」を区別できませんでした。

さらに人は睡眠不足になると、相手が好意的な表情をしていても「自分を敵視している」と誤認してしまう傾向にあるのだとか。他人の表情を区別できないだけでなく、真逆の認識を招くリスクさえあるということです。

睡眠不足が続いていると、相手が親近感を持って近づいてきても、「自分を攻撃してくる敵」に見えてしまう——これでは人間関係がトラブってもおかしくありません。

また、『Organizational Behavior and Human Decision Processes』（オランダの学術雑誌）に掲載された「睡眠時間とリーダーシップ」に関する研究でも、職場のリーダー40名とその部下120名を3か月追跡調査したところ、「睡眠不足がお互いに敵意を抱《いだ》かせ、人間関係に悪影響を及ぼした」という結果が報告されています。

睡眠不足だったために、普段ならたいして気にしないような些細なことで、お互いが攻撃的になってしまったのだそうです。

円満だった人間関係に水を差すどころか、それまで構築してきた関係性を台無しにする可能性もある——ちゃんと寝ておかないと、コミュニケーション能力に支障をきたして、大事な人間関係を手放すことにもなりかねません。睡眠不足、恐るべしです。

まとめ

ちゃんと寝ないと「不誠実」「醜くなる」「敵意を抱く」。
コミュニケーション能力に支障が出て、人間関係を壊す。

睡眠が表情を読み取る能力に影響

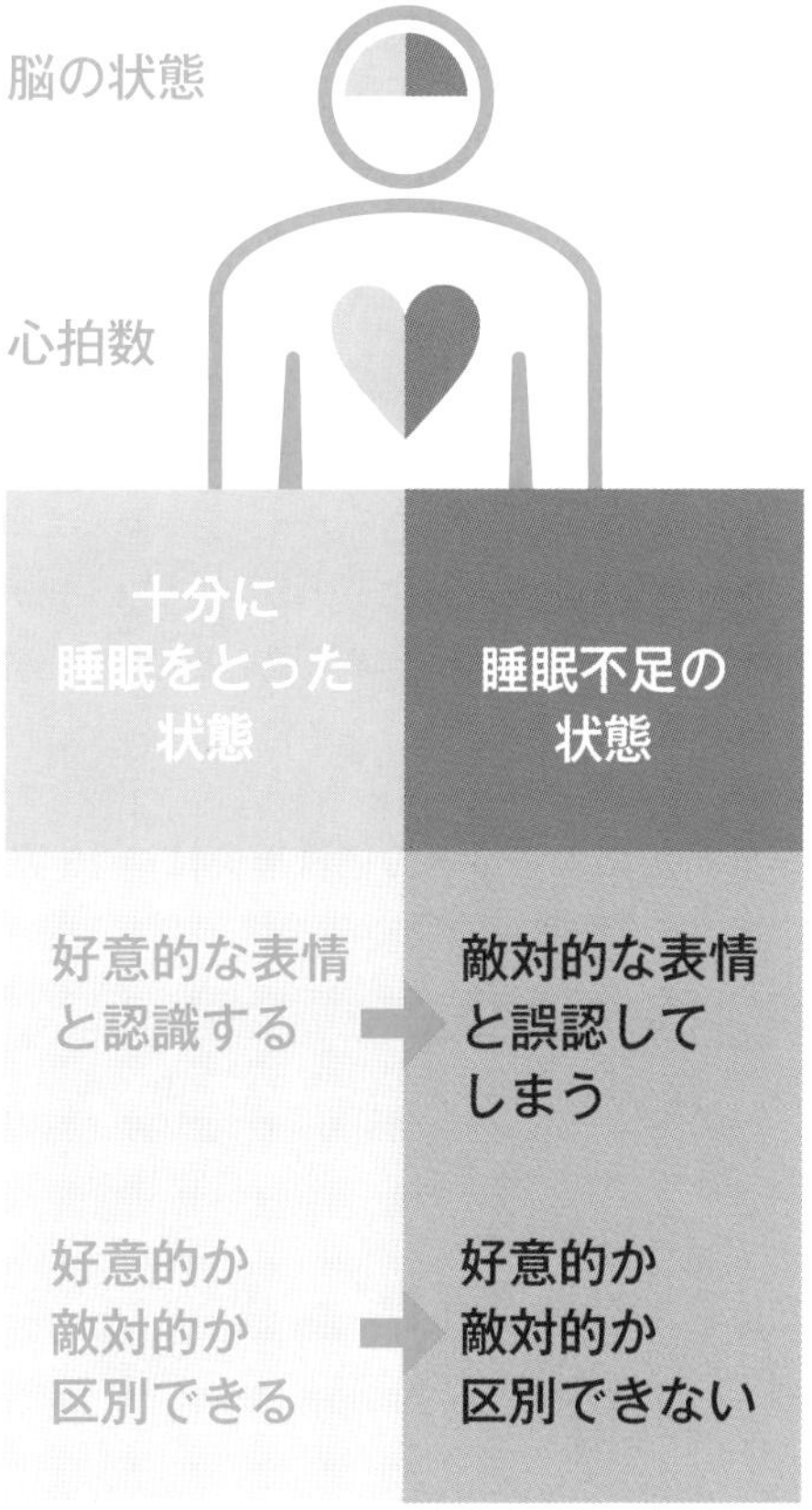

睡眠不足だと「自分を敵視している」と誤認してしまう傾向にある

睡眠不足は「経済」にもマイナス

ちゃんと寝ないと膨大な経済損失を招く!?

睡眠不足や質の悪い睡眠は、経済にも甚大な影響を与えています。

アメリカのシンクタンク「ランド研究所」は2016年に、「日本人の睡眠不足を原因とした国家レベルでの経済損失は年間1380億ドル(約15兆円)に相当する」という試算を発表しました(調査対象5か国)。

睡眠不足による死亡や健康リスクの上昇、ビジネスにおけるヒューマンエラーや産業事故の増加——。睡眠不足はもはや個人レベルで考えるのではなく、社会全体が向き合うべき大きな課題になっているのです。

睡眠不足による日本の経済損失は約15兆円

ワースト順位		GDPに占める割合	金額(年間)
1	日本	2.92%	1,380億ドル
2	アメリカ	2.28%	4,111億ドル
3	イギリス	1.86%	500億ドル
4	ドイツ	1.56%	600億ドル
5	カナダ	1.35%	214億ドル

出典:RAND Corporation “Why Sleep Matters”

日本や韓国は、農耕民族・儒教文化の影響で睡眠時間が短い可能性を指摘されています。また、EU(欧州連合)諸国では、労働法制で勤務間インターバルを採用しており、勤務終了時間から次の始業までに11時間以上の休息時間を設けることが法律で義務付けられています。

CHAPTER 2

遺伝子で決まっている自分の睡眠タイプを知る

遺伝子が刻む「サーカディアンリズム」――体内時計の存在

朝になって日が昇ると目が覚めて、日が落ちて夜になると眠くなる――。私たちのこうした生活サイクルを制御しているのが「体内時計（生物時計）」という仕組みです。私たちの体内時計は、地球の自転によって生まれる24時間周期の「昼と夜の変化」にシンクロするように「約24時間周期」で体内環境を変化させています。

そして、体内時計が刻むこの「約24時間周期」というリズムは「サーカディアンリズム（概日《がいじつ》リズム）」と呼ばれています。

体内時計は脳の視床下部の視交叉上核《しこうさじょうかく》に存在し、「時計遺伝子」と呼ばれる遺伝子の働きによってサーカディアンリズムを刻んでいることがわかっています。

体内時計はひとつではなく、脳の視交叉上核にある〝親時計〟と、その他の臓器や末梢組織にある多数の〝子時計〟が存在しているとされ、親時計は強いシグナルで全身の子時計を統率《とうそつ》していると考えられています。

整理すると、**「時計遺伝子によって制御されている体内時計が刻むサーカディアンリズムの働き」によって、人は夜になると自然な眠りに導かれ、朝になると目覚める**というわけです。

サーカディアンリズムは地球の自転にシンクロしています。

その周期は厳密には24時間ではなく、地球の自転による1日より〝少しだけ長い〟ことがわかっています。「約24時間周期」と書いたのはそのためです。

ここからが大事なのですが、サーカディアンリズムの周期が24時間よりも少し長いということは、放っておくと地球の自転周期から少しずつ後ろにズレてしまいます。1日、2日ならば誤差は少なくても、長期にわたって誤差が積み重なると何時間もの大きなズレが生じます。

すると朝になったのに体内環境を夜の休息モードになってしまう。夜になったのに体が活動モードになってしまう。いわゆる「昼夜逆転」という状態になりかねません。

体内時計が刻む「サーカディアンリズム」と睡眠

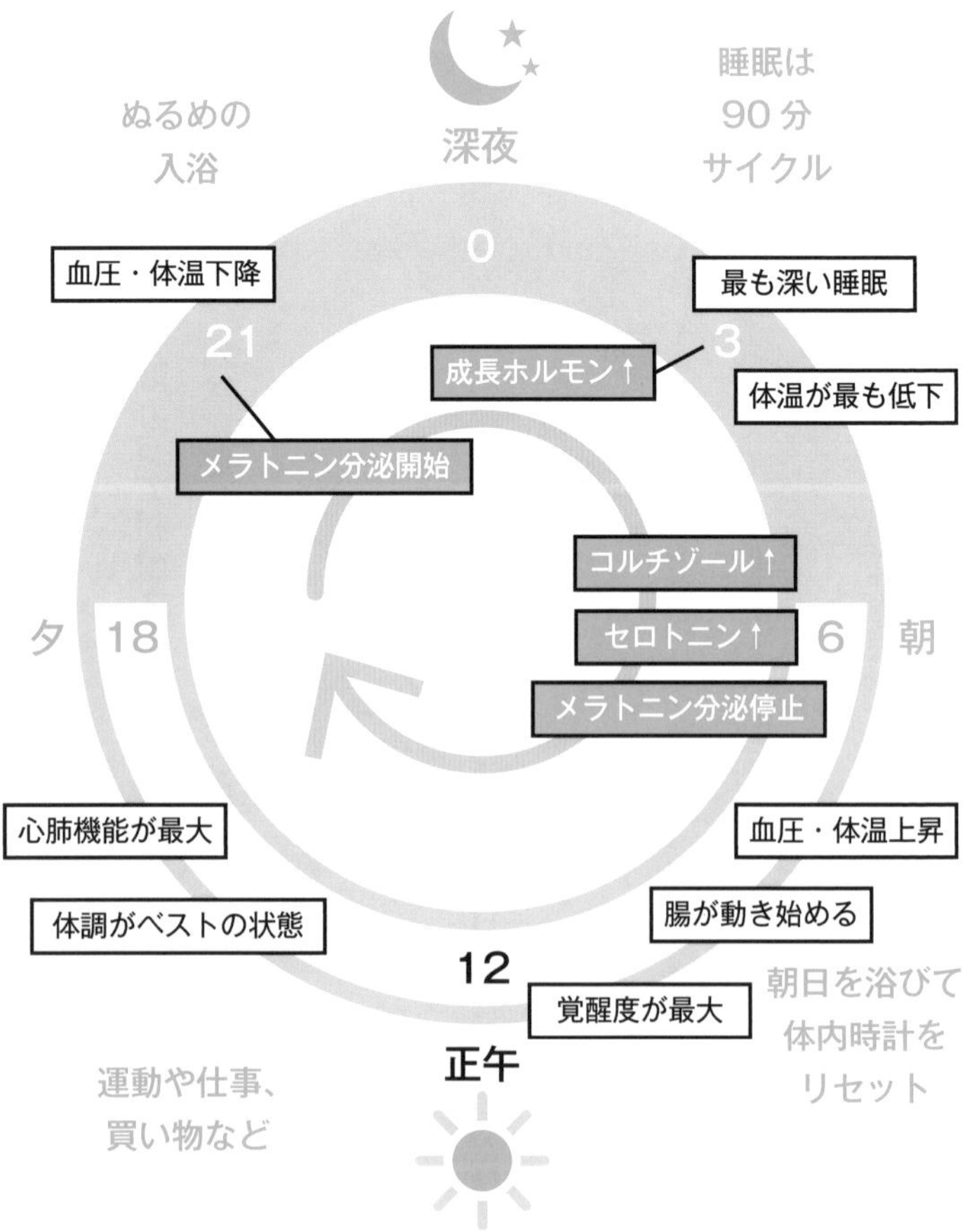

起きるべき時間に眠くなり、寝るべき時間になっても眠れない――生物が原始時代から繰り返してきた生活サイクルに狂いが生じることで、本来の睡眠リズムが崩壊してしまう恐れがあるのです。

こうしたズレの発生を抑制・解消し、体内時計を地球の自転周期と常にシンクロさせるためには、サーカディアンリズムを毎日〝リセット〟する必要があります。そのためのポイントは「光」と「朝食」にあるのですが、これについては後述することにします。

次に体内時計を整えるポイントを20示しました。朝から夜までのポイントをざっくり押さえるだけで、体内時計が整う生活リズムがつくれます。

体内時計を整えるポイント20

朝	体内時計をリセット	ポイント1	朝7時をめどに起きる
		ポイント2	休日の起床時間もズラさない
		ポイント3	目覚ましに頼らず起きる
		ポイント4	朝起きたらカーテンを開けて日光を取り入れる
		ポイント5	自分でベッドメイキングをする
		ポイント6	朝食は高タンパク質で始める
		ポイント7	夜更かしの翌朝の朝食は米・肉を食べる
		ポイント8	朝15分、有酸素運動をする
日中	しっかり活動	ポイント9	昼寝は30分以内2回まで
夕	メリハリが大切	ポイント10	寝る6時間前以降はカフェインを口にしない
		ポイント11	寝る3時間前までに運動を終わらせる
		ポイント12	夕食は脂っこい食べ物を避ける
夜	脳と体の興奮を避ける	ポイント13	寝る1時間半前にぬるめのお風呂に入る
		ポイント14	寝る1時間前に軽く糖質補給
		ポイント15	寝酒はやめる
		ポイント16	寝室を換気して二酸化炭素量を低減する
		ポイント17	寝室の照明はできるだけ暗くする
		ポイント18	音や香りに気を配る
		ポイント19	寝る前のスマホ・パソコン・テレビは避ける
		ポイント20	眠くないときは無理に寝ようとしない

眠りのリズムは「深い&浅い」が1セット90分周期

睡眠にはもうひとつ、「レム睡眠」と「ノンレム睡眠」という、眠りの深さの周期が存在します。もはや眠りの常識と言えるほどに浸透しているのでご存知の方も多いと思いますが、ここで簡単におさらいしておきましょう。

レム睡眠とは閉じたまぶたの下で眼球がピクピクと動く急速眼球運動（rapid eye movement＝REM）を伴った睡眠のこと。体は眠っているけれど脳は起きている、いわゆる「浅い眠り」の状態です。このとき、脳では記憶の整理や仕分け、定着などが行われています。また、夢を見るのはこのレム睡眠のときで、見た夢を覚えているのは脳が活動している状態だからと考えられています。

一方のノンレム睡眠とは「REMのない（non-REM）睡眠」のことで、脳が休息状態になる「深い眠り」を指します。前述した成長ホルモンが分泌されて細胞の再生・

ノンレム睡眠・レム睡眠のサイクルは人によって異なる

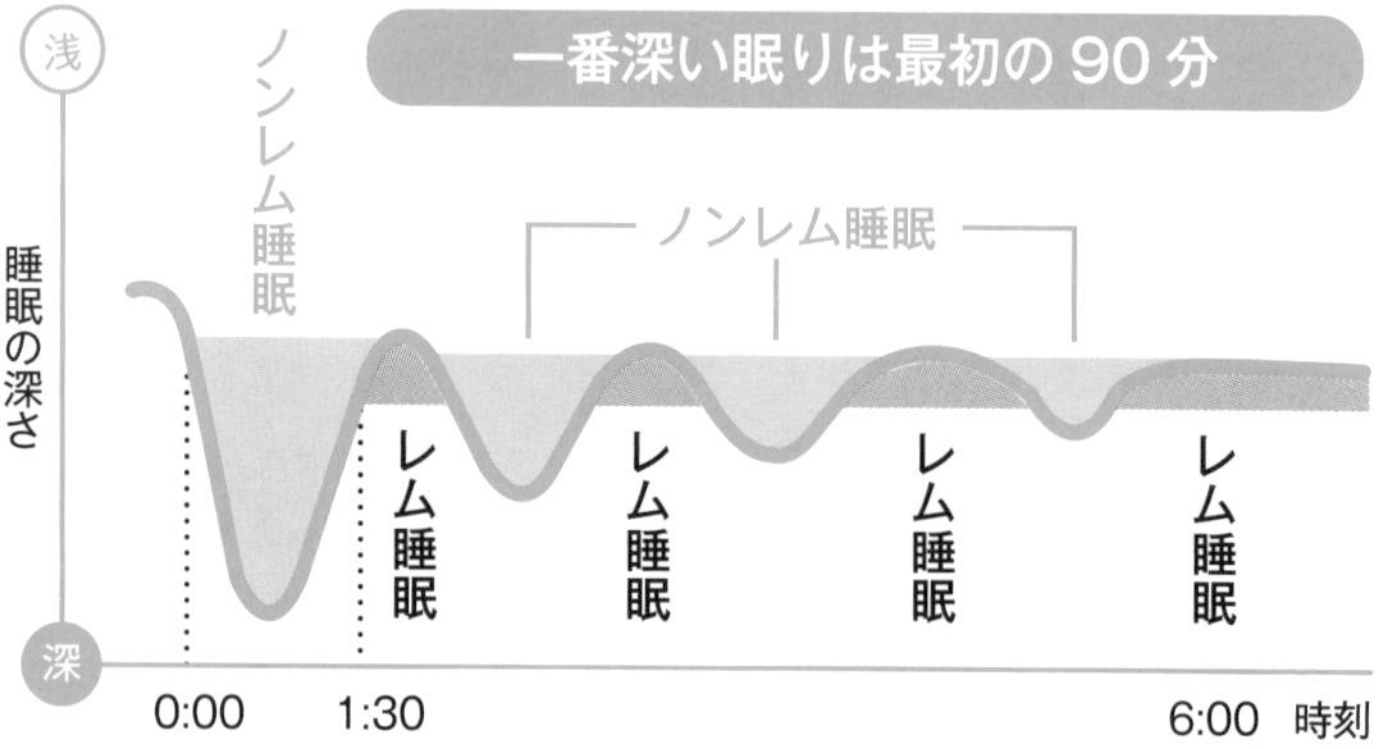

最初の深い睡眠は「ノンレム睡眠」と呼ばれ「レム睡眠」とセットで90分同期。その後は深い「ノンレム睡眠」と浅い「レム睡眠」を4～5回繰り返す。明け方に近づくと「レム睡眠」が長く眠りが浅くなり、起床に至る。

修復が促進されるのも、そして脳の老廃物回収システム「グリンパティックシステム」が発動するのも、このノンレム睡眠のときです。

ノンレム睡眠は眠りの深さでS1～S4（浅い↓深い）の4段階に分けられています。

寝付くとすぐにS4のもっとも深い眠りまで一気に到達し、その状態が約90分続いたのちに一度睡眠が浅くなって、レム睡眠へと移行します。

この**「ノンレム睡眠↓レム睡眠で約90分」が1セットになり、一晩に4～5回繰り返されながら目覚めを迎えるのが睡眠の基本パターン**とさ

年齢による睡眠時間の推移

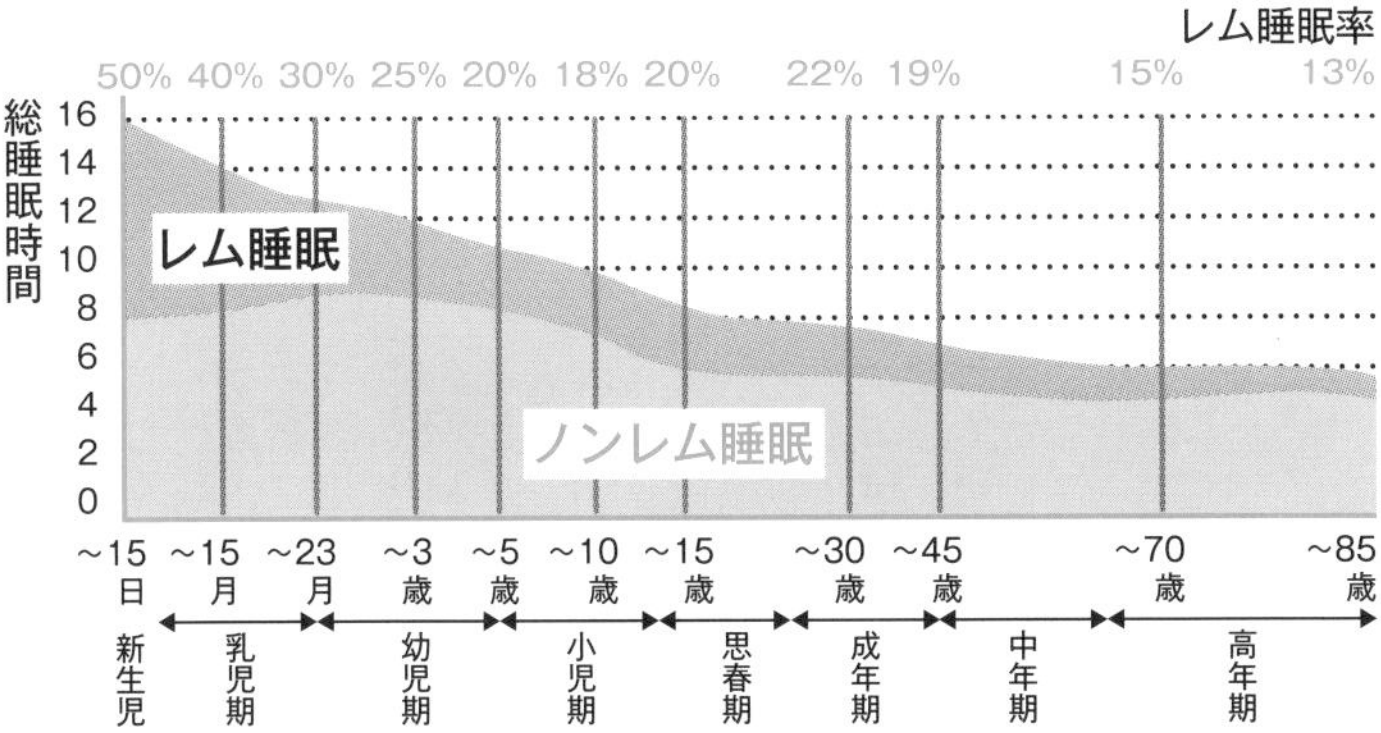

年齢と共に、総睡眠時間とレム睡眠率は減少。
レム睡眠の割合が15%未満の人は死亡リスクが高くなる。

れています。

「ノンレム睡眠が重要なのはわかるけれど、浅い眠りのレム睡眠は必要なの？」——こんな疑問を持つ人もいるでしょう。

実は、アメリカのスタンフォード大学が主導する形で「睡眠時間に占めるレム睡眠の割合と死亡率との関係」に関する研究が行われてきました。

平均年齢76・3歳の高齢男性2675人を10年以上追跡調査して観察研究した結果、レム睡眠の割合が5％減少するごとに、あらゆる原因による死亡リスクが13％上昇することがわかりました。さらに**レム睡眠の割合が15％未満の人は15％以上の人と比べて、死亡リスクが高くなる可能性も示されています。レム睡眠の割合が少ないほど死亡するリスクが高くなることが明らかになった**わけです。

逆に言えば、レム睡眠の割合を適正に維持できれば死亡リスクの減少にもつながる可能性があるということ。浅い眠りと侮《あなど》ってはいけないのですね。

深い眠りのノンレム睡眠と、浅い眠りのレム睡眠。どちらも私たちの生命維持に欠かせない重要な役割を担っているのです。

２０１８年には理化学研究所などの研究チームによって、レム睡眠を引き起こすのに必須の２つの遺伝子が特定されるなど、今後もその仕組みや遺伝子との関係性のさらなる解明が期待されています。

4つの「クロノタイプ」で、自分に合った眠りがわかる

朝活がブームになるなど、世の中では「生活リズムを夜型から朝型に変える」ことが推奨される傾向にあります。ただ、私はこうした風潮に対して懐疑的なところがあります。

なぜなら、早起きが得意で朝の方がパフォーマンスが高まる「朝型」、夜になってからの方が集中力も生産性も高くなる「夜型」という**生活サイクルの違いは、余程特殊なケースでない限り、遺伝子によって決まっていることがわかっている**からです。

前述したように生活サイクルを司《つかさど》るのは体内時計ですが、それを制御している時計遺伝子の情報には個人差があるということ。

ですから夜型の人が無理して朝型にする必要はありません。というか遺伝子で決められている以上、努力して変えられるというものではないんですね。

そもそも遺伝子が決める朝型と夜型の分類にしても、線を引いてスパッと明確に分けられるものではなく、グラデーションのようになっています。

朝型にも「突き抜けた超朝型」もいれば、やや遅めの「昼寄りの朝型」の人もいます。夜型にしても、昼間に近い夜型もいれば、かなり深夜に近い人もいます。また、朝と夜だけでなく昼間にパフォーマンスが上がる「昼型」も存在します。

ですから、「自分は朝型です」「私は夜型です」と2タイプだけに大別してしまうのも、それだけで「どちらがどうこう」というのも、大雑把過ぎると言っていいでしょう。

実は、朝型・夜型という生活サイクルの差を、さらに詳細に分類できることで注目されている最新の体内時計理論があるのです。それが、アメリカの睡眠専門医、マイケル・ブレウス博士が提唱する「クロノタイプ」と呼ばれる考え方です。

クロノタイプは睡眠をはじめとする生活リズムから性格の違いによって「クマ型」「ライオン型」「オオカミ型」「イルカ型」の4種類に分類されます。

ここからは、このクロノタイプについての概要を解説していきます。

自分がどのクロノタイプに属するかがわかれば、もっとも効果的な睡眠や起床のタイミング、生産性を向上させるための生活リズムなどが見えてきます。簡単な診断チャートも用意したので、みなさんぜひ自分は何タイプなのかチェックしてください。

▼あなたは何タイプ？——簡易型クロノタイプ診断チャート

クロノタイプは本来、自分自身の「性格」「パフォーマンスが上がる(仕事がはかどる)時間帯」「睡眠の傾向（どのタイミングで眠くなるか、何時頃ならスッキリ起きられるかなど)」によって自己診断によって分類していきます。

ただ、「よくわからない」「判断しきれない」という人も多いと思うので、大まかな傾向が見えてくる簡易的な診断チャートを作成しました。そのチャートが次のページです。

まず最初にこのチャートで自分が属するであろうタイプの見当をつけ、それと自己診断とを併せて自分のクロノタイプを見つけてください。

簡易型クロノタイプ診断チャート

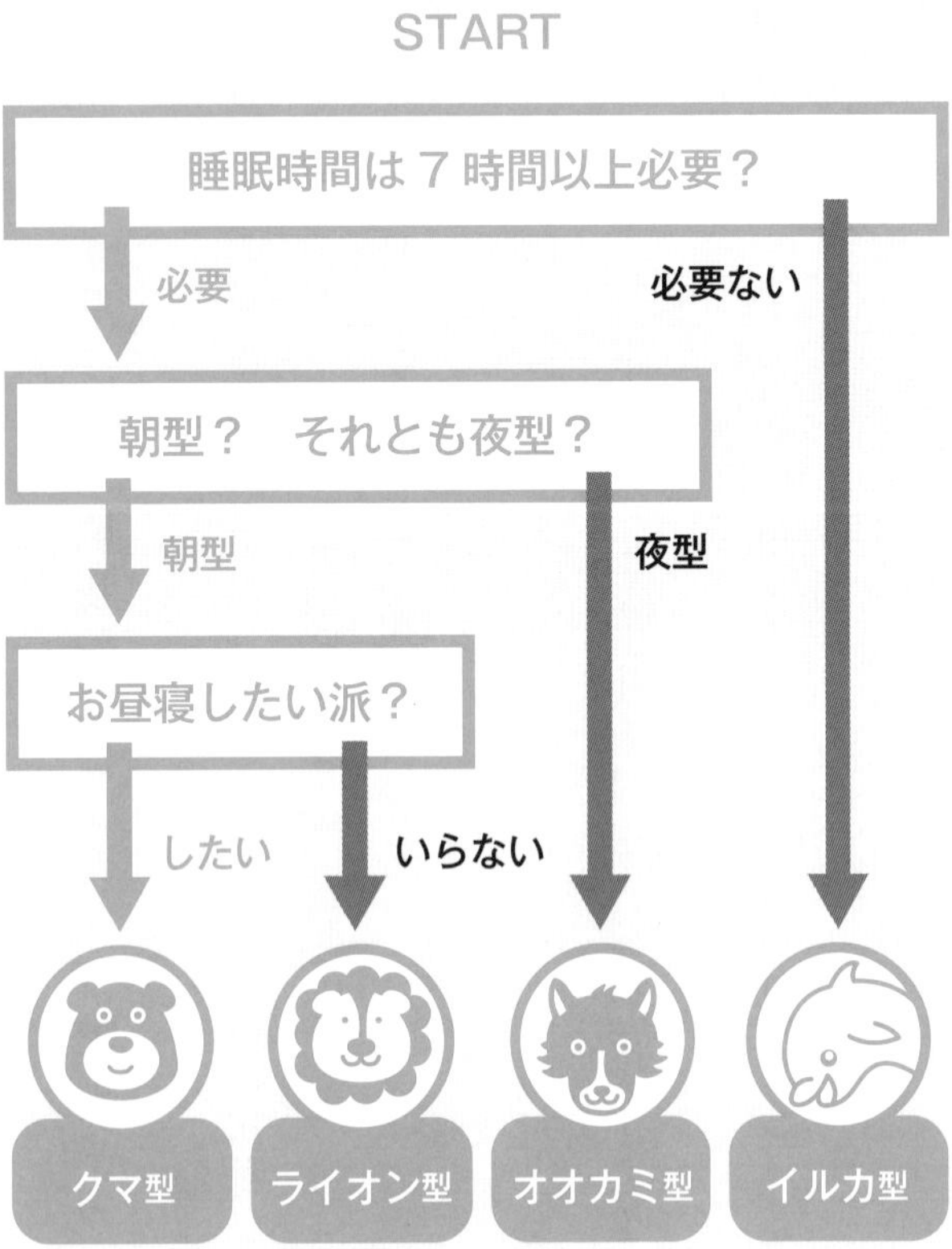

より詳しく知りたい人はココをチェック
→URL https://thepowerofwhenquiz.com/
※英語表記のサイトになります。和訳のサイトも参考にしながらチャレンジして下さい。

▼4つのタイプ別、理想の睡眠&生活タイミング

ここからは「クマ型」「ライオン型」「オオカミ型」「イルカ型」、4つのタイプのそれぞれの特徴と理想のライフスタイルについて解説します。

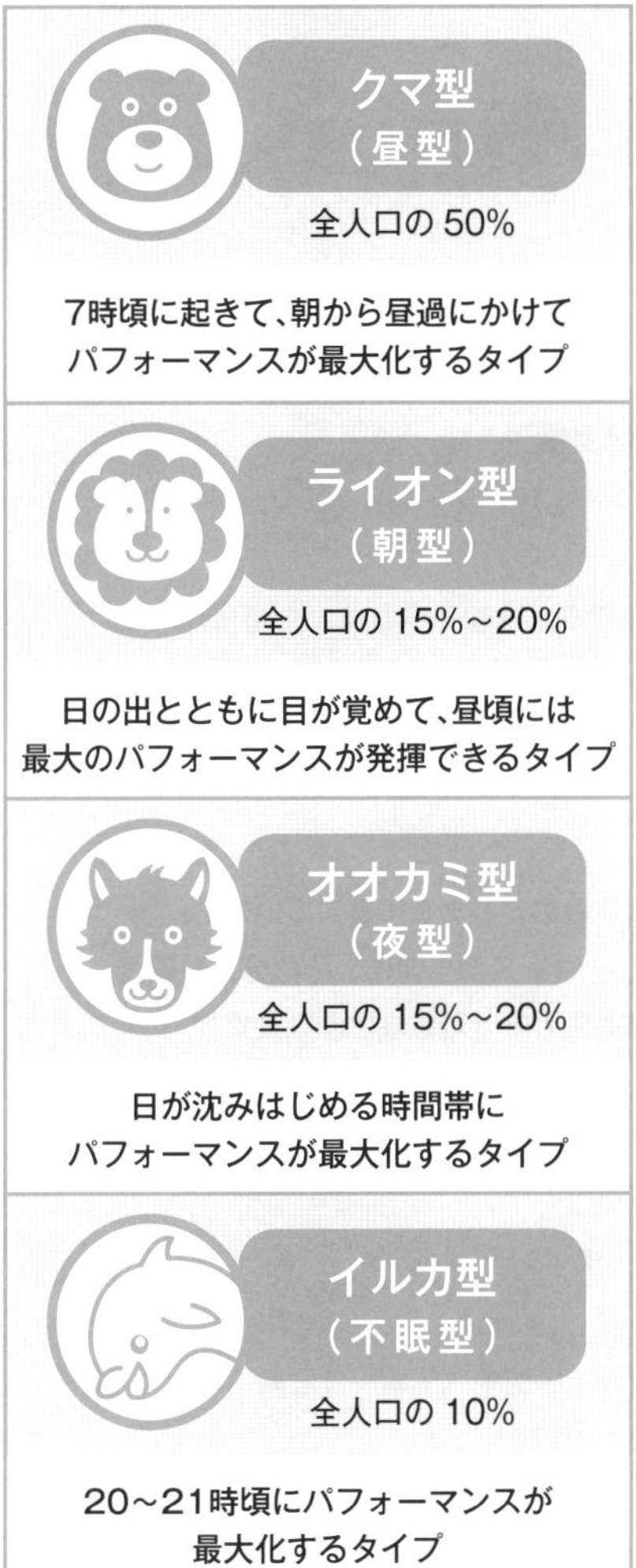
クマ型
（昼型）
全人口の50%
7時頃に起きて、朝から昼過にかけて
パフォーマンスが最大化するタイプ
ライオン型
（朝型）
全人口の15%～20%
日の出とともに目が覚めて、昼頃には
最大のパフォーマンスが発揮できるタイプ
オオカミ型
（夜型）
全人口の15%～20%
日が沈みはじめる時間帯に
パフォーマンスが最大化するタイプ
イルカ型
（不眠型）
全人口の10%
20～21時頃にパフォーマンスが
最大化するタイプ

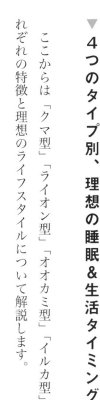

クマ型　　（昼型）

【人口比】

全体人口の 50%を占める多数派

【基本的な性格】

親切で、楽しいことが好きなオープンな性格。ただ人見知りなところもあって、知らない場所や知らない人に対しては緊張しがち。

【基本の生活リズム】

基本的に、体内時計は太陽の動きとともに動いています。
朝から昼にかけてパフォーマンスが全開に。その分、昼過ぎには少し眠くなって仕事効率も下がり気味になります。

【理想の睡眠＆生活タイミング】

- 必要な睡眠時間：7時間以上
- 理想の就寝時間：23 時頃
- 理想の起床時間：7時頃
- 運動に向いている時間帯：午前中（7時～ 12 時）
- 仕事がはかどる時間帯：10 時～ 14 時

ライオン型 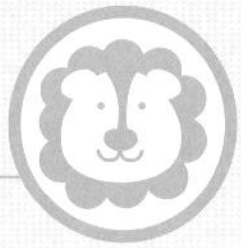 （朝型）

【人口比】

全体人口の 15 ～ 20%程度

【基本的な性格】

楽観的でクヨクヨしない性格。また現実的にものごとを考えるリアリストです。仕事熱心でバリバリ働く人が多く、褒められると伸びるタイプが多いのも特徴。

【基本の生活リズム】

日の出とともに目覚めるような「ザ・朝型」で、パフォーマンスのピークは昼頃。昼に眠気を覚えることが少なく、その分、夜は早めに就寝します。

【理想の睡眠&生活タイミング】

・必要な睡眠時間：7時間程度
・理想の就寝時間：22 時頃
・理想の起床時間：5時半～6時頃
・運動に向いている時間帯：夕方（17 時頃）
・仕事がはかどる時間帯：8時～ 12 時

オオカミ型 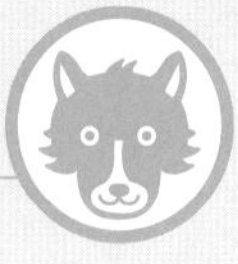 （夜型）

【人口比】

全体人口の 15 ～ 20%程度

【基本的な性格】

クリエイティブで創造性が高い。ただ気分屋でアップダウンが激しく、感情のままに行動しがちな面も。

【基本の生活リズム】

かなりの夜型。朝は弱くてぼんやりしているけれど、夜になるにつれて集中力が高まるため夜更かしは得意です。

【理想の睡眠＆生活タイミング】

・必要な睡眠時間：7時間半程度
・理想の就寝時間：24 時頃
・理想の起床時間：7時半頃
・運動に向いている時間帯：夕方～夜にかけて（18 時頃）
・仕事がはかどる時間帯：17 時～ 24 時

イルカ型 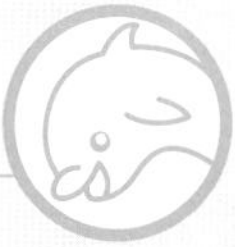 （不眠型）

【人口比】

全体人口の10%程度の少数派

【基本的な性格】

注意深く知性的な性格ですが神経質な一面も。そのため初対面ではとっつきにくさを感じさせることも。また頑固な職人気質なところもあって完璧主義の罠にハマりがち。

【基本の生活リズム】

短い睡眠時間でも大丈夫なショートスリーパータイプで、しかもかなりの夜型。ただ生活サイクル自体に無頓着な面があり、仕事や勉強に没頭すると、オオカミ型以上の夜型生活になってしまうことも。

【理想の睡眠&生活タイミング】

・必要な睡眠時間：6時間程度
・理想の就寝時間：23時半頃
・理想の起床時間：6時半頃
・運動に向いている時間帯：午前中（7時半頃）
・仕事がはかどる時間帯：15時～21時

	ライオン型	クマ型	オオカミ型	イルカ型
4つの動物	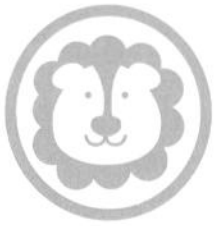	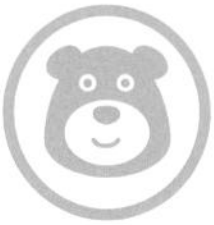	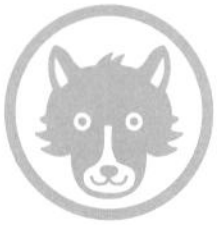	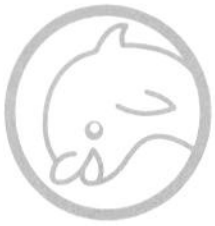
タイプ	朝型	昼型	夜型	不眠型
人口比	15%～20%	50%	15%～20%	10%
基本的な性格	楽観的 現実的	親切 開放的 （人見知り）	クリエイティブ 気分屋	知性派 神経質 完璧主義
必要な睡眠時間	7時間	7時間以上	7時間半	6時間

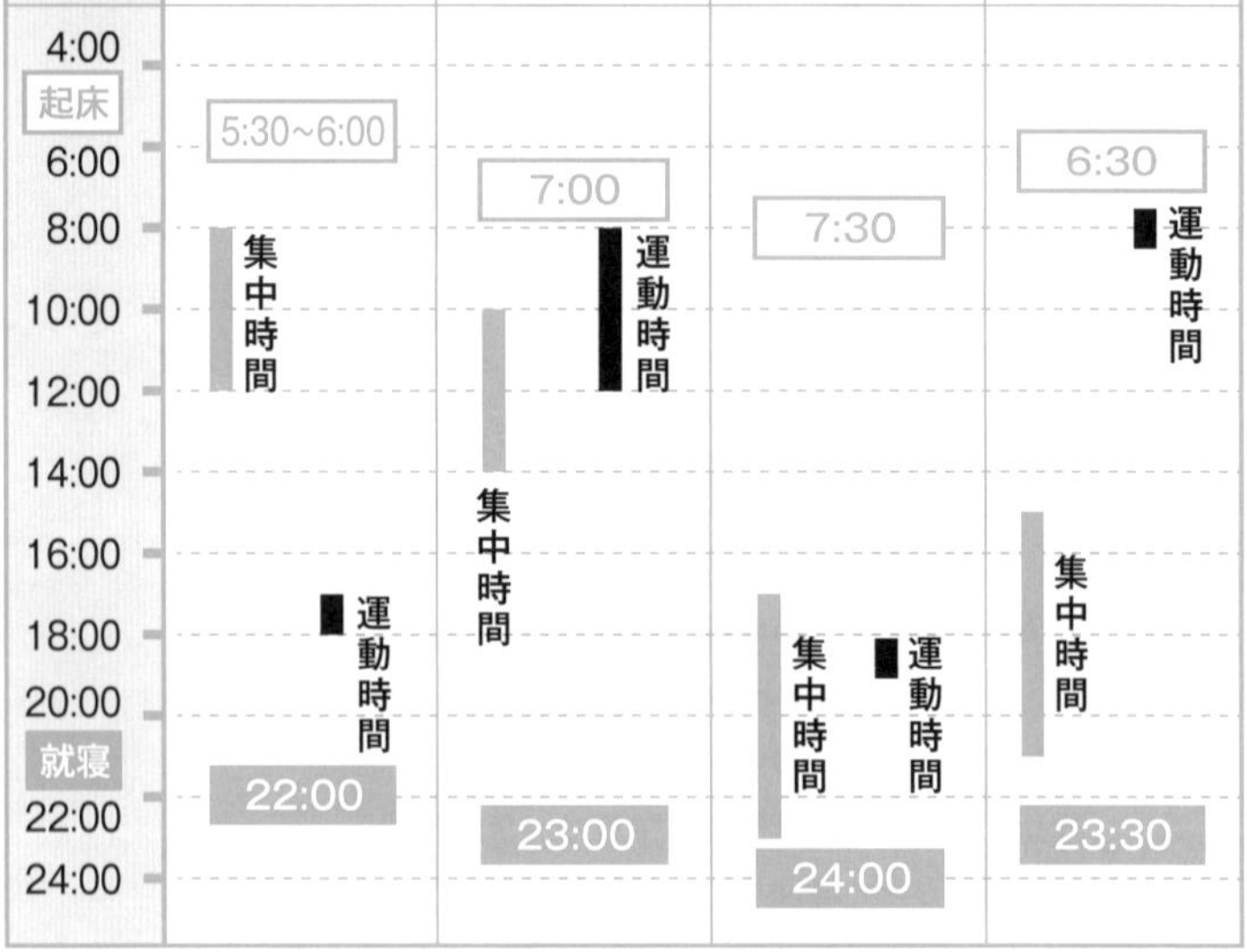

みなさんはどのタイプに当てはまりましたか？

「世の中は〝朝型推し〟だから、調子は上がらないけれど朝型にしなきゃ」

「昔から『早寝早起きが健康にいい』のは常識だから、そうしなきゃ」

――世の中がそうだから、常識だとされているからという理由ではなく、「自分の体内時計に適した生活スタイル」で暮らすことが大事です。

あなた自身のクロノタイプ（体内時計）を自己診断し、そのタイプに適した睡眠タイミングを普段の生活に取り入れることで睡眠の質はもとより、生活全般の質が高まっていくのです。

まとめ

「サーカディアンリズム」「レム&ノンレム睡眠」「クロノタイプ」を知り、生活に取り入れれば睡眠の質が向上。

「7・5時間の睡眠」が基本——遺伝子が決める「睡眠時間」

私たちにはどのくらいの睡眠が必要なのか。理想の睡眠時間は何時間か。睡眠をテーマにする以上、この質問は避けて通れません。

そして、その問いに対するもっとも適切な解答は、「人によって異なる」になります。

カリフォルニア大学の研究では、「疲労やストレスを解消し、活動エネルギーを回復するために必要な睡眠時間は、遺伝子によって生まれつき決まっている」として、そのタイプを次の3つに大別しています。

・ショートスリーパー：睡眠時間が6時間以下でも元気な人
・バリアブルスリーパー：睡眠時間が6〜9時間で元気になる人
・ロングスリーパー：9時間以上寝ないと元気になれない人

1日3時間しか寝なかったナポレオン、4時間おきに15分寝るだけで生活できたガリレオ、ほかにも発明王のエジソンや画家のレオナルド・ダ・ヴィンチといった歴史上の偉人たちはショートスリーパーだったと言われています。

一方、ロングスリーパーの代表格は、物理学者のアルベルト・アインシュタイン。彼は毎日10時間以上眠っていたと言われています。

ただ、こうしたショートスリーパーとロングスリーパーは少数派で、両者合わせても全体の2割弱程度しかいません。残りの8割以上はバリアブルスリーパーに該当します。

つまり、**世の中の圧倒的多数の人たちにとって1日に必要な睡眠時間は、バリアブルスリーパーに求められる「6〜9時間」**とイコールだと考えることができます。

さらに絞り込むなら、睡眠には「深い眠りと浅い眠りの1セットを約90分周期で繰り返す」というノンレム睡眠・レム睡眠のサイクルがあることを加味して、90分の倍数で6〜9時間の中心あたりに収まる時間、つまり「90分×5セット＝450分＝7・5時間」ならば、より理想的だと言えるでしょう。

みなさんが少数派でなく、多数派のバリアブルスリーパーならば**「1日に7・5時間」の睡眠は確保したいもの**。もし睡眠時間が7時間を切ってしまった日は、お酒に酔ったときと同じくらい判断力が低下することもわかっているので要注意です。

まとめ

世の中の圧倒的多数の人は、1日に7・5時間の睡眠が必要。

「あなたもショートスリーパーになれる」はウソ

ここで注目したいのが、短い睡眠時間でも健康を維持し、なおかつ最大限のパフォーマンスを発揮できるという「ショートスリーパー」の存在です。

忙しい現代人のなかには、睡眠時間を短縮でき、その分を有効活用できることから、「ショートスリーパーになりたい」と考える人も少なくなく、無理して短時間睡眠を続けている人もいるようです。

また、「あなたもショートスリーパーになれる」的な書籍やWebサイトの記事も多く、実際にチャレンジしている人もいるかもしれません。

でも残念ながら、そのチャレンジのほとんどは徒労に終わるでしょう。

なぜなら、前述したように必要な睡眠時間は遺伝子で決まっており、とりわけショートスリーパーには、特殊な遺伝子が関係しているからです。

カリフォルニア大学の研究チームがショートスリーパーの人たちの遺伝子を調べたところ、「ＡＤＲＢ１」と「ＤＥＣ２」という2つの遺伝子に非常に特徴的な変異が認められました。さらに、この変異遺伝子を持つ人は10万人に４人しかいないこともわかったのです。

10万人に4人という激レアな変異遺伝子を引き当てた〝本物〟のショートスリーパーは「睡眠時間が短くても元気」なだけでなく、一般の人と比べて、

・かなり楽観的でメンタルが強い
・一般の人と比べて、かなり元気でアクティブ
・痛みに強い
・時差ボケにならない

といったメリットも持っています。何だか〝いいとこだらけ〟ですよね。

ただし、ショートスリーパーになれるのは、希少な変異遺伝子を持っているひと握りの人だけ。それ以外の人は、どんなに努力してもショートスリーパーにはなれません。

ですから「オレ、3時間睡眠でも全然平気」という〝自称ショートスリーパー〟がいたら、まず〝マユツバ〟だと思っておいた方がいいでしょう。ただ単に寝不足に慣れてしまっただけの人の可能性大です。

多数派のバリアブルスリーパーが「10万分の4」の確率を引き当てられなかったことを嘆いても仕方ありません。遺伝子の問題である以上、どうしようもありません。無理をしてショートスリーパーの真似をしても、体への負担が増すだけです。

大事なのは自分の睡眠タイプを見極め、自分にとって適切な睡眠時間を確保するための努力をすることだと心得ましょう。

まとめ

〝本物〟のショートスリーパーは、10万人に4人の激レア。
自分のタイプを見極め、適切な睡眠時間を確保するのが大切。

賢眠コラム

最新ガジェットで睡眠イノベーションを

「Oura Ring（オーラリング）」

私が普段から常に身に付けている健康管理のためのガジェットがフィンランド製の「Oura Ring（オーラリング／Next Sims OnlineStore）」です。

指にはめているだけで体の生理的信号を測定できる非常に優秀なアイテムで、収集されたデータは自動的にスマホに送信され、専用アプリと同期されます。

「睡眠時間や睡眠の質に関する情報」や「呼吸や歩数、活動量など運動に関する情報」のトラッキングのほか、脈拍や心拍変動、心拍数、体温などの測定ももちろん可能。

収集されたデータは個人のトータルな健康傾向をベースにして数値化され、疲れ、集中力など自分の体調をモニタリングしながら生活習慣の改善に取り組むことができます。

とくに睡眠に関する情報の計測（スリープトラッキング）については、スタンフォード大学の研究で「96％の精度で睡眠の質を把握できる」と実証されたというお墨付きの高い信頼性を誇っています。

指輪型のウェアラブル端末なので、スマートウオッチよりもさらに〝スマート〟に、違和感なく装着できるのもうれしいポイント。

こうした最新ガジェットを活用することで、自分の睡眠の〝真の姿〟を把握できれば、自ずと睡眠に対する意識も高まってくるはず。大切な眠りを自己管理する「睡眠イノベーション」への自己投資も、賢眠のためのひとつの選択肢になる、そう考えています。

CHAPTER 3

眠りの質を爆上げする5つの〝賢眠〟アプローチ

アプローチ
1

「睡眠時間」を見直す

▼「睡眠のゴールデンタイム」問題

大多数の人にとっての理想的な睡眠時間は「7・5時間」——前章でそうお伝えしましたが、なかにはこうした疑問が出てくるかもしれません。

「とにかく7・5時間寝られれば、それでいいのか」
「寝るのが明け方4時になっても、翌日11時半まで寝ていればOKか」

——答えは「ノー」です。

たしかに「7・5時間の睡眠」は理想ですが、それは決して「7・5時間寝てさえいれば、オールオッケー」ということではありません。睡眠の質を上げるためには睡眠時間だけでなく、「何時に寝るか」という睡眠の時間帯も大きく関係してきます。

具体的に言うと、私たちにとって理想の「寝る時間」は「22〜23時」です。

つまり**「夜は22〜23時に寝て、7・5時間後の朝5時半〜6時半に起きる」というのが、理想的な睡眠の時間帯**ということになります。

これは先のクロノタイプで解説した、大多数派の「クマ型」「ライオン型」の理想の睡眠時間帯ともほぼ一致しています。

その理由をもう少し詳しく説明しましょう。

先に解説したように、睡眠中の私たちの体内では、分泌された成長ホルモンによって傷ついた細胞の修復や再生などが行われています。

そして、成長ホルモンの分泌がもっとも盛んになるのが「眠りに落ちてから3時間くらいの間＝寝入って最初に訪れる深い眠りのとき」であることがわかっています。

理想的な睡眠の時間帯

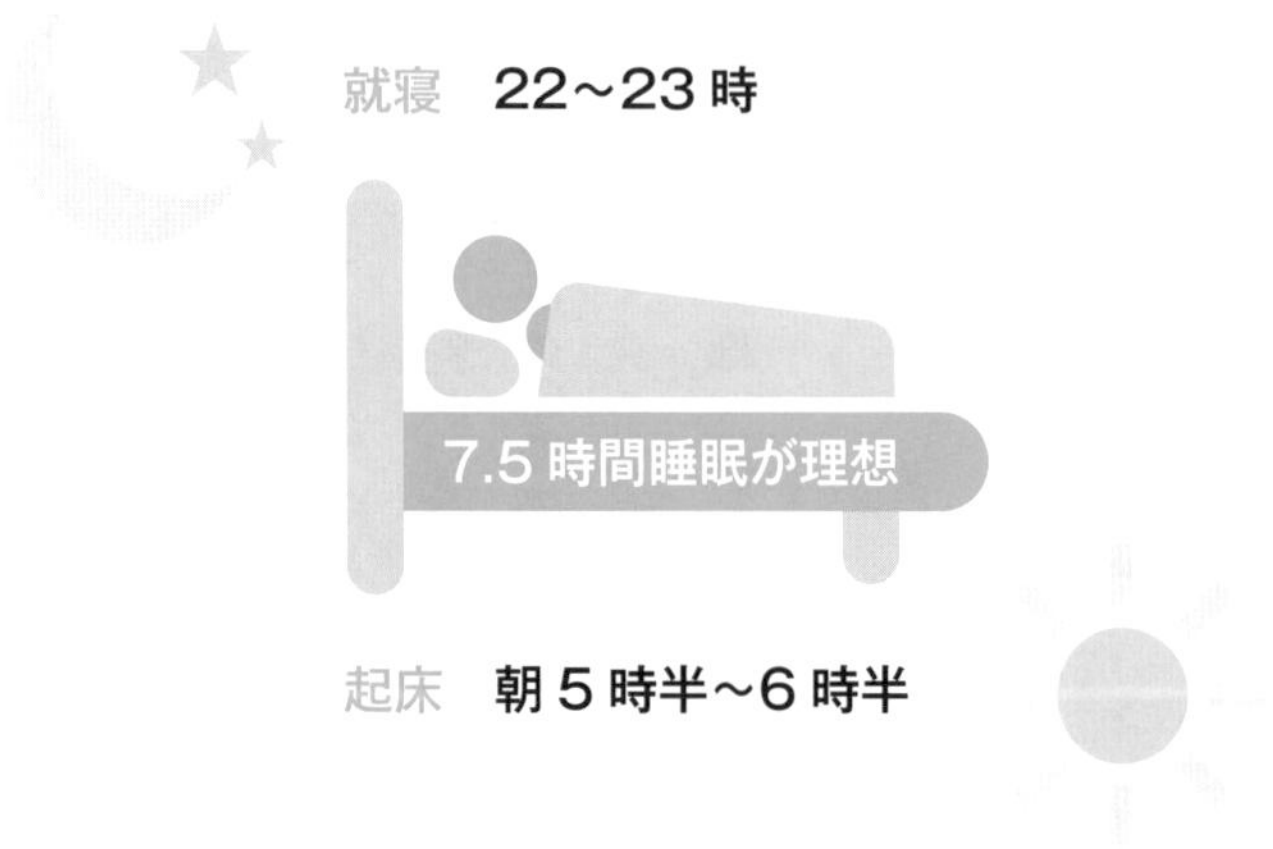
就寝　22〜23時
7.5時間睡眠が理想
起床　朝5時半〜6時半

つまり**健康的で質の高い睡眠には、寝落ち後の最初の3時間がすごく重要**だということ。これだけなら、「何時に寝るか」とか「寝る時間帯」はあまり関係なくて、いつ寝ても最初の3時間の眠りが深ければＯＫ、と思えるかもしれません。

ところがそうではないんですね。なぜなら、さまざまな生体リズムを調整する「体内時計」という仕組みが関係してくるからです。

私たち人間の体には、体内時計の制御によって「朝に目覚めて、太陽が出ている日中に活動し、夜に眠り

につく」という1日の基本リズムが組み込まれています。（↓P68）

たしかに午前4時に寝れば、午前7時にかけて成長ホルモンの分泌はピークになります。しかし「夜に寝て、朝に目覚める」という人間本来のリズムを無視した生活サイクルでは成長ホルモンの働きにも影響が出て、そのメリットを十分に得られません。

やはり睡眠の質を上げるために重要なのは、生体リズムに逆らわないこと。そしてホルモンの働きを最大化すること。そのためには、「睡眠時間」だけでなく、「睡眠時間帯」にも気を配るべきなのです。

▼必要以上に寝過ぎない——過眠が高める健康リスク

昔から「過ぎたるは及ばざるが如し」と言いますが、実はこの言葉、睡眠時間にもあてはまるんですね。

つまり、睡眠不足も体に良くないけれど、「寝過ぎ＝過眠」も同じくらい健康に悪影響を及ぼす恐れがあるということです。

10時間前後は眠らないと元気になれない「ロングスリーパー」もいますが、大多数の一般的な人については、睡眠時間が「9時間」を超えると心身のコンディションへのさまざまなデメリットが出てくることが研究によって判明しています。

2010年の「睡眠時間と寿命」に関する16件の論文を分析した系統的レビュー（過去のさまざまなエビデンス〔科学的根拠〕や論文を精査し、評価・統合する分析手法）では、人間がもっとも長生きできる睡眠時間は「6〜8時間」と報告されています。これは、先に説明した「理想の睡眠時間は7・5時間」とも整合性が取れています。

そしてこのレビューでは、**睡眠時間が9時間を超えると、がんや糖尿病、心血管系疾患などのリスク、さらに認知機能低下のリスクが増加**していたことがわかったのです。

また少し前のデータですが、2007年の系統的レビューでは、健康な人に過度な睡眠を取らせると、脳機能の低下や疲労感の増加が認められたという報告がなされています。

さらに、健康な若者を対象にして3週間、毎日、強制的に普段より2時間多く睡眠をとらせる実験をしたところ、

過度な睡眠は危険

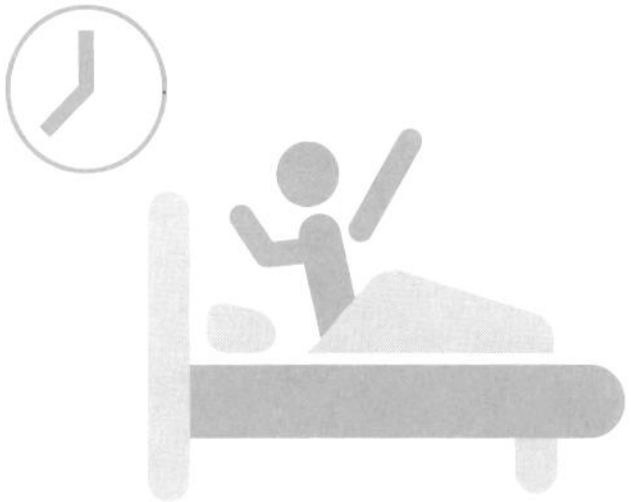

もっとも長生きできる睡眠時間は
6～8時間

睡眠時間が９時間を超えると・・・
　がんや糖尿病、心血管系疾患、認知機能低下などのリスク増加
過度な睡眠によって・・・
　脳機能低下、疲労感の増加、うつ傾向の増加、筋肉痛・背中の痛み、CRP 値上昇など

・気分が滅入ってうつ傾向が増加した
・体調不良になって筋肉痛や背中の痛みを訴えた
・体内の炎症レベルを示すＣＲＰ値（Ｃ反応性タンパク）が上昇した（＝老化した）

といった結果も出ています。

「なぜ寝過ぎると健康リスクが増加するのか」に関して、詳しいことはまだはっきり解明されていませんが、過剰な睡眠によって体内時計のリズムが崩れてしまうことも体調に悪影響を及ぼす原因のひとつだと考えられています。

いずれにせよ、睡眠の質を高めて健康を維持するには睡眠時間は短過ぎず、長過ぎず。「寝過ぎにも、寝なさ過ぎにも注意する」ことを心がけてください。

▼週末の「寝だめ」習慣と決別する

長過ぎる睡眠は健康リスクを高める――そう考えれば「週末くらい1日中寝ていたい」「平日の寝不足を、週末の〝ドカ寝〟でチャラにしよう」など、「週末に寝だめする」という考え方もおすすめできません。

そもそも、**私たち人間は「寝だめ」などすることができません。普段の睡眠不足を休日の過眠で埋め合わせようというのは、それ自体が無理な話**なのです。

そんなことをしていると平日は睡眠不足のダメージ、休日は寝過ぎのダメージと、悪影響のダブルパンチを食らってしまいかねません。

週末、布団に根が生えたかというほどたっぷり寝たのに、何だか体がだるくて調子がよくない。やる気も元気も出てこない、という経験はありませんか。

「1日ただ無駄にしちゃった」という虚しさもあるかもしれませんが、それとは別に、極端な過眠が体内時計を狂わせて、体にもメンタルにも悪影響を及ぼしている可能性もあるのです。

休日疲れや休みボケ、寝疲れといった休みの日特有の不調は、その多くが体内時計の狂いによって生じるとも考えられています。

休日で時間があったとしても、7~8時間を目安にしっかり寝たら、あとはダラダラといつまでも寝ていないでスパッと起きてしまう。もっと寝ていたいと思えても、長い目で見ればその方が健康リスクは低くなります。

▼毎日、同じ時間に起きる——休日の「朝寝坊」を封印する

夜更《よふ》かしして寝る時間が遅くなったけど、明日は休みだから朝寝坊しよう——。

みなさんも経験があるでしょう。そして、睡眠不足の解消と理想の睡眠時間を確保のためには、こうした考え方もありだと思うかもしれません。

でも、それは間違い。なぜなら、**質の高い睡眠のためには「毎朝、同じ時間に起きる」ことが非常に重要**だからです。

例えば朝7時に起きると決めたら、毎朝7時に起きる。

普段から大体「夜12時に寝て、朝7時に起きている」人なら、もし夜更かしして寝る時間が深夜3時になっても、翌朝は普段どおり7時に起きます。4時間しか眠れずに睡眠不足で眠くても、無理をしてでも起きる時間は守ってください。

ここで睡魔に負けて寝坊してしまうと、その日の夜、なかなか眠くなりません。眠くならないから眠れない。だから翌朝また起きられない。そこで寝坊すると、その日の夜もまた眠れない——。睡眠リズムが崩れてこうした悪循環に陥ると、睡眠不足がどんどん加速してしまいます。

ですからその日は1日、眠くてもガマン。眠くてもその分、その日の夜は自然に早く眠りにつけるので、そこで睡眠リズムが元に戻って翌朝はすっきり起きられます。

理想を言えば、夜も決まった時間に寝て、朝も決まった時間に起きるのがベストなのですが、そこまではなかなか難しいかもしれません。

しかし**就寝時間は固定できなくても、朝起きる時間だけは常に同じにすること。朝の起床時間を固定できれば、その日のうちにズレかけた睡眠リズムを修正できる**のです。

もちろん、休日や週末でも例外ではありません。質の高い睡眠を手に入れたいなら、「休日の朝寝坊」も封印すべきです。

平日、朝7時に起きているなら、休日も7時に起きる。「せっかくの休日なのに」という気持ちもわかりますが、ここで朝寝坊してしまうと、やはり睡眠リズムが一気に崩れてしまいます。

休日くらいゆっくり寝たいのなら、「朝、遅くまで寝ている」のではなく、起きる時間は固定して、その分「前の夜、少し早く寝る」。そうすれば睡眠リズムが崩れることもありません。

睡眠の質を上げるのに重要なのは、毎日の睡眠リズムを一定に保つこと。

睡眠不足で崩れかけたリズムを元に戻すには、寝坊で睡眠時間を増やすのではなく、逆に起床時間を固定して「睡眠時間を制限する」べきなのです。

▼「大人も昼寝」のススメ——〝超速〟で脳の疲れを解消する

とはいえ、毎朝同じ時間に起きようとすると睡眠時間が足りなくなり、昼間の眠気を我慢できないこともあるでしょう。

そんなときは「昼寝」をおすすめします。

ただし、「30分以内」を「2回まで」という制限つきなので気をつけてください。

回数については、「1日1回がいい」という研究者もいますが、私の個人的な体験から考えるに、2回までなら許容範囲だろうと思っています。

ただ、「30分以内」という時間の制限は守ってください。

昼寝において、「30分」という時間はメリットとデメリットの分岐点です。

10分から20分程度の昼寝では脳の疲れや認知機能が改善され、30分以内だと体内の炎症が改善することが判明しています。**30分までの昼寝はした方が頭も冴えて思考力や理解力も向上し、さらにアンチエイジングにも効果がある**のです。

ところが昼寝が30分を超えると、その眠りは補助的な軽い眠りから「深い眠り」に移行してしまうことがわかっています。

つまり昼寝し過ぎると、その日の夜眠れなくなる恐れがあるということ。昼にたっぷり寝ることで、メインである夜の睡眠の質が下がってしまうのです。

夜は9時間も10時間も寝てるし、昼寝だって1時間くらいしているのに、何だかいつも眠い――。こういう人は昼も夜も寝過ぎて、どちらの睡眠の質も下がっているのです。

ですから、メインとなる夜の睡眠の質と時間を守るには、30分以上の昼寝はしない方がいいのです。

早めにランチを終わらせ、サクッと20分程度昼寝するのが昼休みの賢い使い方。そうすることで夜の睡眠に影響を与えずに睡魔を解消できるだけでなく、頭も体もリフ

昼寝のススメ

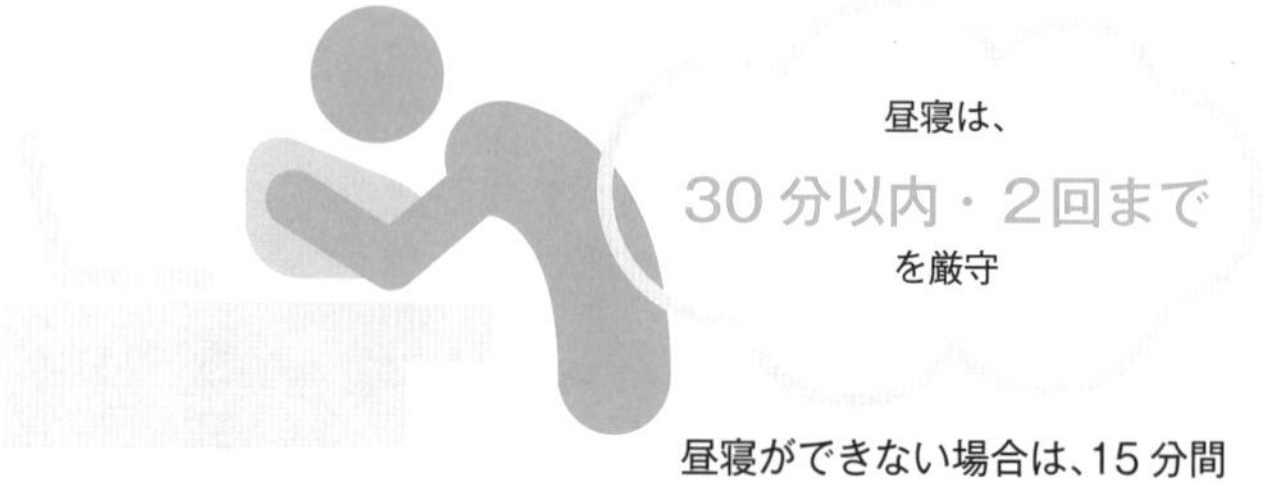

昼寝ができない場合は、15分間目を閉じるだけでも脳の疲れが取れて働きも向上する。

レッシュできて午後の仕事効率もグンとアップします。

ただ、なかには昼休みとはいえ、オフィスで昼寝するのは気が引ける——そういう人もいるでしょう。

でも大丈夫。昼寝に限って言えば、**眠りに落ちていなくても15分間目を閉じてぼんやりしているだけで、脳の疲れがとれて働きも向上する**という研究報告があります。

アメリカのファーマン大学で、26名の学生に適当なストーリーを記憶してもらい、

「リラックスできるイスに座って目を閉じて休む」グループ

「簡単なパズルゲームで遊んでもらう」グループ

に分けて、15分後に記憶テストを行うという実験が行われました。

そのテスト結果を比較したところ、目を閉じて休んでいたグループが圧勝。彼らはストーリーも細部まで覚えていて、睡眠時と酷似した脳波のパターンも確認されたそうです。

目を閉じているだけでも脳に入ってくる情報はそのぶんシャットアウトされるため、脳はリソースを記憶の整理や統合、定着に割《さ》くことができるようになる。その結果、記憶力も、情報を取捨選択する判断力も高まる、というわけです。

完全に眠りに落ちる昼寝が難しい人は、ぜひ、目を閉じてリラックスするだけの〝エア昼寝〟を実践してみてください。

▼不要不急の早起きはしない——デッドラインは「朝7時」

睡眠の質を上げるには、朝、起きる時間を固定すべし——。そう言われると、次に気になるのが「じゃあ何時に起きればいいか」でしょう。

答えとして言えるのは、自分に適した起床時間もやはり、遺伝子による自分のクロノタイプ（朝型夜型）によって決まってくるということ。

ぜひもう一度、第2章で自分のクロノタイプをチェックしてみてください（↓P80）。

ただ、これ以上は早く起きない方がいいという「早起きのデッドライン」があるので注意が必要です。


「早起きは三文《さんもん》の徳」というように、昔から早起きには「健康にいい」「規則正しい生活になる」「頭が冴えて生産性が上がる」など、多くのメリットが指摘されてきました。

また近年は「朝活」がブームになるなど、社会にはいまだに「朝早く起きるのは素晴らしい」という風潮が強く根付いています。

でも、本当に「早起きはいいことだらけ」なのでしょうか。

答えは「ノー」。

実は、「早起きは無条件に健康にいい」というのは迷信で、「早起きには、逆に健康リスクを高める可能性もある」ことがわかっているのです。


ひとつのデッドラインを挙げるとすれば、「朝7時」です。

コルチゾール「覚醒をもたらすホルモン」の分泌量

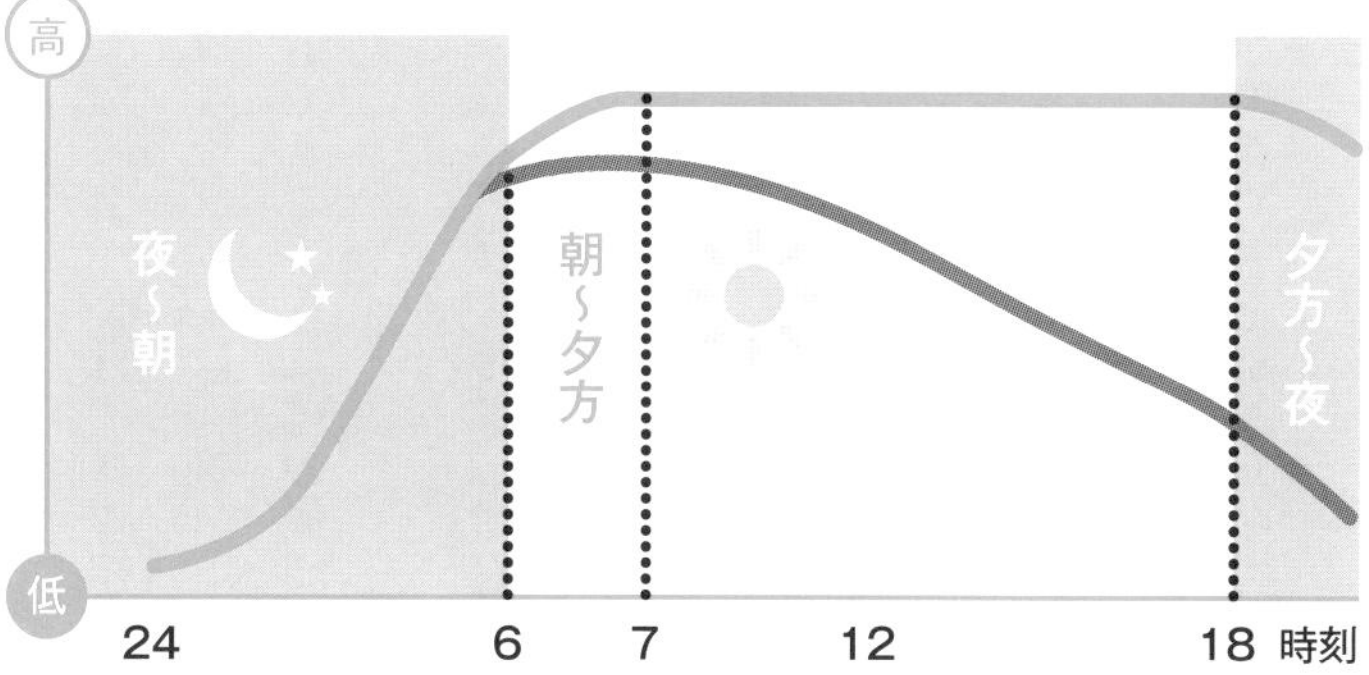

コルチゾールは体を目覚めさせる働きがある。
朝7時より前に起きると分泌量がピークを迎えた状態で高止まりする。

98ページでは理想的な起床時間は朝5時半~6時半と言いましたが、実は「朝7時より早く起きないほうが健康にいい」ことも科学的に判明しているのです。クロノタイプが早起きタイプの「ライオン型」や「イルカ型」の人は別ですが、それ以外の人は朝7時より早起きはしない方がいいでしょう。

ウエストミンスター大学の調査で、午前7時より前に起床すると、コルチゾールというホルモンの分泌量が通常よりも増加することがわかりました。

コルチゾールは明け方に分泌されて覚醒をもたらす副腎皮質ホルモン。朝、目が覚めてしばらくはボーッとしているけれど、時間が経つにつれてギアが入り、頭はシャキッと、体もテキパキ動くようになります。これは明け方に分泌されるコルチゾールの働きによるもの。

またコルチゾールは「抗ストレスホルモン」とも呼ばれ、さまざまなストレスに対して適応できるように体の機能を調整する重要な役割も持っています。

ただ、**コルチゾールは〝諸刃《もろは》の剣《つるぎ》〟でもあり、分泌量が増え過ぎると、逆に高血圧や高血糖などの健康リスクを高めてしまう**のです。

朝、目覚めるときにコルチゾールが分泌されるのですが、朝7時より前に起きるとその分泌量がピークを迎えた状態で〝高止まり〟してしまいます。

そのままだとギアが入りっ放しになって体が休まらず、慢性疲労の状態に陥って、結果的に老化や炎症を引き起こすリスクが高まる可能性が指摘されているのです。

またウエストミンスター大学が行った別の研究でも、適度な早起きは集中力を高めるけれど、**朝7時よりも前に起きると1日のエネルギーの消耗が通常よりも激しくなり、怒りや苛立《いらだ》ちといったネガティブ感情が生まれやすくなる**ことも報告されています。

ライオン型、イルカ型以外の人の早寝早起きのデッドラインは朝７時

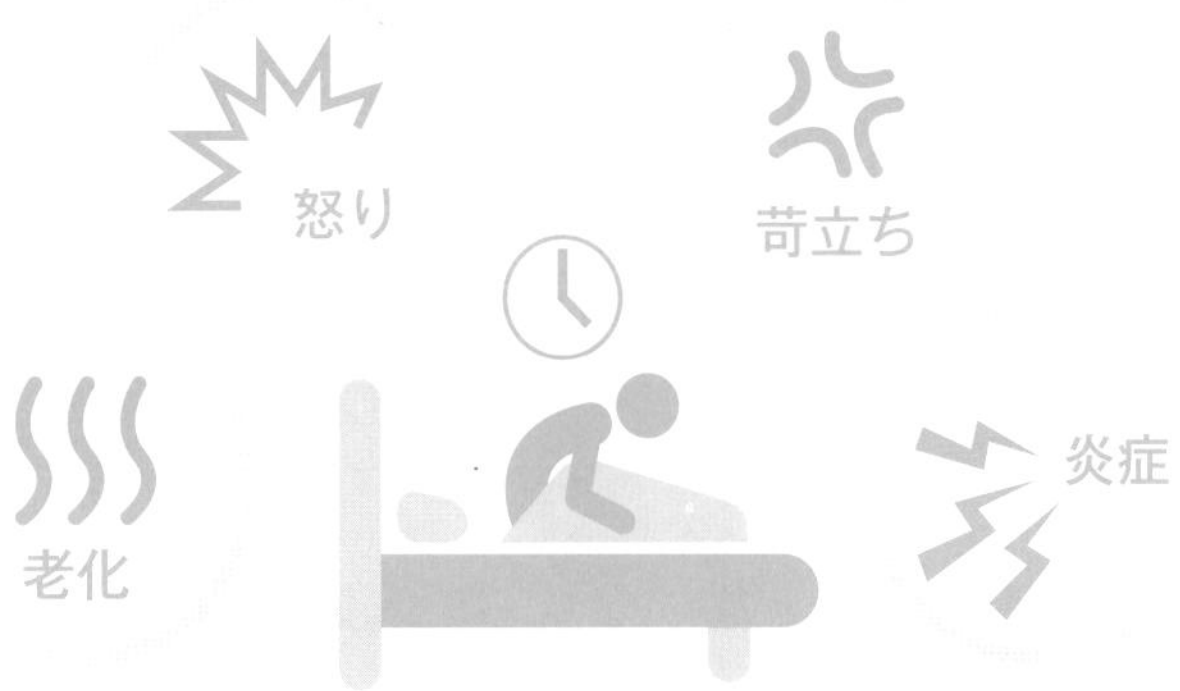

朝７時よりも前に起きると、コルチゾール が過剰分泌して、1日のエネルギーの消耗が激しくなり、怒りや苛立ちといったネガティブ感情が生まれやすくなる。

もちろん、早起きがすべてダメと言っているわけではありません。

ただ、仕事や勉強をコツコツ頑張りたい、長い目で見たときの幸福度を高めたい。そして何よりも心身の健康を保ちたい——そう考えるなら、早起きはほどほどに。クロノタイプが「ライオン型」「イルカ型」でないのであれば極端な早起きはおすすめしません。私自身もこの研究を知ってから〝不要不急〟の早起きをやめました。

そもそも私たち人間の体は日が落ちたら眠くなり、日が昇ったら活性

化するようにできています。ですから太陽が昇る前に起きてしまうような〝超早起き〟は、本来の生体リズムに逆行する行為なんですね。

成功した経営者の自伝なども「早起き信奉」「早起き礼賛《らいさん》」の傾向が強く、「私は朝4時に起きて、誰よりも早く出社していた」みたいな記述がよく見られます。

でも、たとえその人のクロノタイプが早起きタイプの「ライオン型」であっても、朝4時はさすがに早過ぎ。

健康リスクを考えれば、とくに必要がないのなら日の出の時間に合わせるくらいの早起きにしておいた方がいいでしょう。

まとめ

「睡眠のゴールデンタイム」を知り「寝だめ」「朝寝坊」をやめる。
30分以内の「昼寝」は、〝超速〟で脳の疲れを解消する。

「睡眠習慣」を見直す

▼寝室やベッドは「寝る」以外の目的で使わない

ここで紹介するのは「寝る場所」に対する意識と使い方です。

専用の寝室がある人はその部屋が、ワンルームマンションなどで独立した寝室がない人はベッドや布団を敷くスペースが「寝る場所」に該当すると考えてください。

結論から先に言ってしまいましょう。

睡眠の質を上げるために心がけるべきは、「寝室やベッドなどを〝睡眠以外の目的〟で使わない」ということです。

これは、2011年にアメリカのアリゾナ大学が行った過去の睡眠に関する研究論文の調査で、数ある快眠法のなかのトップと認められた「刺激制限療法」に指摘されている考え方です。

寝室にパソコンを持ち込んで仕事をしない。寝室で着替えない。たとえヨガやストレッチなど体にいいことであっても、寝室ではやらない。ベッドで本を読んだり、テレビを観たりしない。スマホをいじったり、電話で話したりしない。お菓子を食べたり、お酒を飲んだりしない。

つまり、「寝る場所は、寝るためだけに使う」ことが大事だということです。

その理由は「脳の勘違い」にあります。寝室やベッドで寝る以外のことをする習慣がつくと、私たちの脳は寝室やベッドを「寝る場所」ではなく「起きている場所」だと勘違いしてしまうのです。

・寝室やベッドで寝ようとせずに、いつまでも別のことをし続ける。

⬇

・脳が「ここ（ベッド）は、起きて別のことをするための場所」と認識する

⬇

・ベッドに入っても眠れなくなる

という現象が起こるわけです。

だから、寝る場所は寝る以外の目的で使わない。それは、**脳に寝室やベッドの〝正しい使い方（＝寝る場所）〟をちゃんと教えてあげる**ということなのです。

こんな話をすると、「セックスもベッドでしちゃいけないの？」という疑問が出てくるかもしれません。たしかにセックスも〝寝る以外のこと〟のひとつですから、やはり寝室やベッドではしないに越したことはありません。

ただ、さすがに「脳が勘違いするからキッチンやお風呂でしてください」というのは、いろんな意味で難しいでしょう。

なので、これぱかりは致し方なし。「ベッド（寝室）では寝ることとセックス以外のことはしない」でもいいかと思います。

▼眠くなってからベッドに入る

不眠症の人や寝付きのよくない人には、

「とにかくベッドに入って、一生懸命に寝ようとがんばる」

「ベッドに入っていれば、いつかそのうち眠くなるだろうと我慢する」

といった行動をとりがちです。

でも、これは逆効果。

ベッドに入ったけれどどうしても眠れないときは、そのままじっと居続けるよりは、ベッドを出て寝室から別の部屋に移動してしまう方がいいんです。

ワンルームなどで別室がないという人なら、ベッドから出るだけでもOK。布団なら出るだけでなく畳んでしまってもいいでしょう。

つまり、**眠くならないときは無理に寝ようとしない**ということ。むしろ**思い切ってベッドを抜け出して再び眠気が襲ってくるまで待機し、眠くなったら部屋に戻る**。これを繰り返します。

寝る場所を寝る目的以外で使わない——これは言葉を変えれば、「本当に眠くなったとき以外はベッド（寝室）に入らない」ということ。ベッドに入るのは「眠くなってから」にすべきで、眠くなければ寝る状況に身を置かない方がいいのです。

具体的に言えば、眠りにつけないまま10分以上ベッドで我慢するのはNG。「今夜は眠れないな」と思ったら、すぐベッドから出てしまいましょう。眠くないときは寝ない。眠くなったら寝る。睡眠への姿勢にメリハリをつけることで、脳（体）に正しい睡眠リズムを叩き込んでいくことが大事なのです。

▼パートナーとは別々のベッドで寝る

配偶者やパートナーと同じベッドで寝ているという人も多いでしょう。たしかに大切な人といっしょだと幸福感や安心感でぐっすり眠れそうな気がしますが、実際のところはどうなのでしょうか。

実は、「配偶者やパートナーと同じ部屋、同じベッドで寝ると睡眠の質が下がる」ことがわかっています。その理由には「いびきがうるさい」「寝言が気になって眠れない」「寝返りがぶつかる」といった物理的なものもありますが、それ以前に「クロノタイプや睡眠周期」という科学的なファクターが関係しています。

同じクロノタイプ同士のカップルならばいいのですが、タイプが異なると睡眠のリズムも違ってきます。朝型と夜型がいっしょに寝ると、お互いを睡眠の途中で起こしてしまうようなケースも出てきます。

また私たちの睡眠には「レム睡眠（浅い眠り）」と「ノンレム睡眠（深い眠り）」を約90分で繰り返すサイクルがあるのですが（↓Ｐ73）、実はこのサイクルは人によって80分だったり１００分だったりと微妙に違います。

パートナーとのサイクルが微妙に違うと、同じ時間に寝て、同じ時間に起きても、どちらかがぐっすり眠れていないといった状況も起こり得ます。

生体リズムの違う2人でベッドを共有すると、どちらかが眠りに落ちるのが遅くなったり、寝不足のまま起きてしまったりといったデメリットが発生する恐れがあるのです。寝返りのタイミングが違うだけで目を覚ましてしまうことがあります。

また男性の場合、寝ていても「横にいる女性を守らなければ」というオスとしての本能が働くため、警戒心が高まって熟睡できないとも考えられています。

睡眠の質を考えたら、パートナーや恋人とは寝る部屋は同じでも、ベッドは別にして1人で寝る方がいいでしょう。

どうしても同じベッドじゃなきゃイヤだという場合は、コスト高にはなりますが、キングサイズくらいの広いベッドにして、掛け布団を1人ずつ別に使い、「同じベッドの上で別々に寝ている」という状態にするのもひとつの手です。

また、「ベッドを寝る以外の目的で使わない」という習慣の唯一の例外がセックスだと、先にお伝えしました。ただ、ベッドでセックスしたあと、そのままいっしょに寝ると睡眠不足になる可能性もあります。身も心も満たされたままぐっすり眠りたいなら、終えた後は別々に寝る方がいいかもしれません。

▼仰向け、うつ伏せ、横向き――脳にいい〝寝相〟とは？

睡眠習慣のなかで見逃されがちなのが「寝るときの姿勢＝寝相《ねぞう》」です。寝相は人それぞれ。ただ、どんな姿勢でもその人がよければいい――とも言い切れません。実は寝相によっても睡眠の質に違いが出てくる可能性を指摘する声もあるのです。

一般的に、寝るときの姿勢といえば、

・仰向け
・うつ伏せ
・横向き

の3パターンに集約されます。

「仰向けは体に負担が少ないけれど、枕を高くしないと気道が確保しにくい」

「うつ伏せで寝ると誤嚥《ごえん》を防げるけれど、胸が圧迫される」
「横向きだと腰への負担は軽いけれど、枕を高くしないと首に負担がかかる」
などとも言われており、どの寝相も一長一短ではあります。

そんな中、私が注目しているのは、2012年にアメリカのロチェスター大学が行ったあるマウス実験の結果です。その実験とは、マウスを仰向け、うつ伏せ、横向きの3つの姿勢で寝かせ、それぞれのマウスの脳脊髄液の流れをチェックするというもの。第1章でもお伝えしたように睡眠中の人間の脳では、脳脊髄液の循環によって脳内の老廃物の回収・除去が行われています（↓P35）。脳脊髄液は、いわば脳内のゴミを洗い流す洗浄液のようなもの。この実験では、寝相によって脳の掃除の効率がどう変わるかを調べたわけです。

その結果、3パターンのなかで脳脊髄液がもっともスムーズに脳内を循環していたのは、「横向き」に寝たマウスだったことが判明しました。つまり、**マウスにおいては、脳の老廃物をしっかり洗い流せる寝方は横向きだった**ということです。

当然、これはまだマウス実験であるため、この結果をもってそのまま「人間も横向

マウスを使った寝相の実験

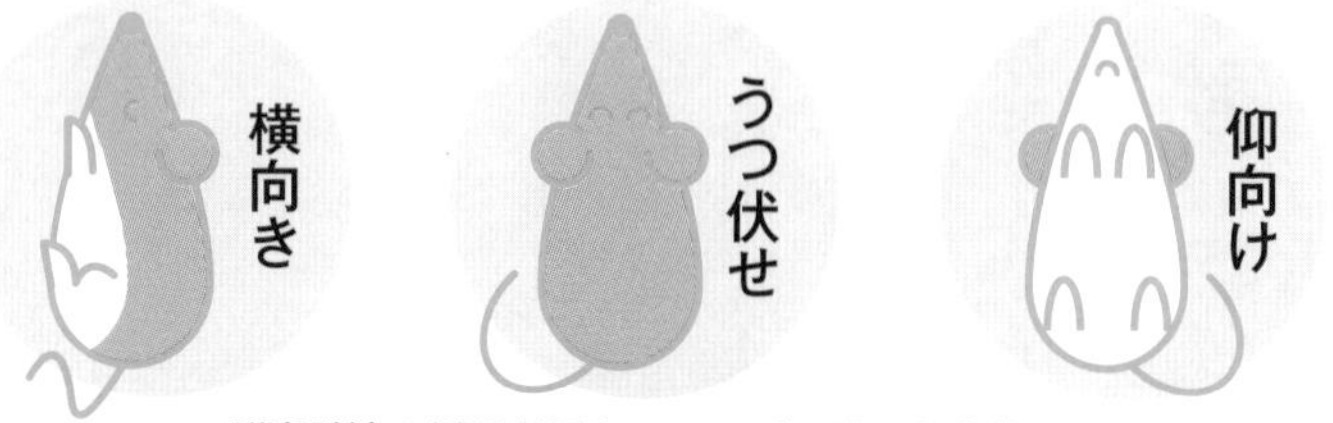

脳脊髄液の循環が最もスムーズで脳の老廃物を
しっかり洗い流せるのは横向きだった。

きがいい」とは言い切れません。科学的根拠として弱いのも事実です。

ただ、脳の基本構造や働きは人間もマウスもほぼ同じと考えれば、マウス実験であっても、私たちの眠りの質に与える影響を検証するひとつの材料にはなるはず。それに、人間を対象にした研究でも眠りの質が上がるほど脳内の老廃物が除去されていることは明らかになっています。

そう考えると、人間だって横向きに寝ることでマウスと同じように脳脊髄液の流れがよくなるなら、老廃物の除去効率も高くなるだろう、睡眠の質も高まるだろう――という仮説も立てられるはず。それゆえ、私はこの実験結果を非常に興味深いものとして注目しているのです。

さらに言えば、世界中を見渡しても、「仰向けで寝る」

動物はかなり少ないはず。よほどマニアックな動物を除けば、人間くらいのものではないでしょうか。

人間をはじめ、さまざまな動物は、本能的に「脳脊髄液の流れがスムーズになって脳内清掃の効率が高まる」体勢を知っていて、それゆえ、ほとんどの動物が横向きに寝るように進化してきたのではないか——。ロチェスター大学のマウス実験からは、こうした仮説も示唆されるのです。

仮説レベルで科学的根拠はまだ弱いのですが、人間の脳にも同様のことが言える可能性はあるので参考にしてみてもいいと思います。興味のある方は、首に負担がかからないように枕を少し高めにしてから横向きの寝方を試してみてください。

まとめ

寝室は「睡眠だけの場所」。眠くないときは「無理に寝ない」。
「パートナーとは別々に寝る」「横向きの体勢」でぐっすり。

「睡眠環境」を整える

▼「光・明るさ」に気を配る――寝室の照明はできるだけ暗く

最初に着目したい睡眠環境は、寝室の「明るさ」です。

睡眠には「メラトニン」というホルモンが深く関わっていることはすでにお伝えしたとおりです（↓P48）。メラトニンは夜9時頃から分泌され始め、その後も数時間、分泌量は増え続けます。夜になると自然に眠気を感じてくるのはそのためです。

メラトニンの分泌は「光」というファクターに左右され、暗いと分泌は促進、明るいと抑制されます。朝の陽ざしを浴びるとスッキリ目が覚めるのは、「太陽の光」によっ

メラトニン「睡眠を促すホルモン」の分泌量

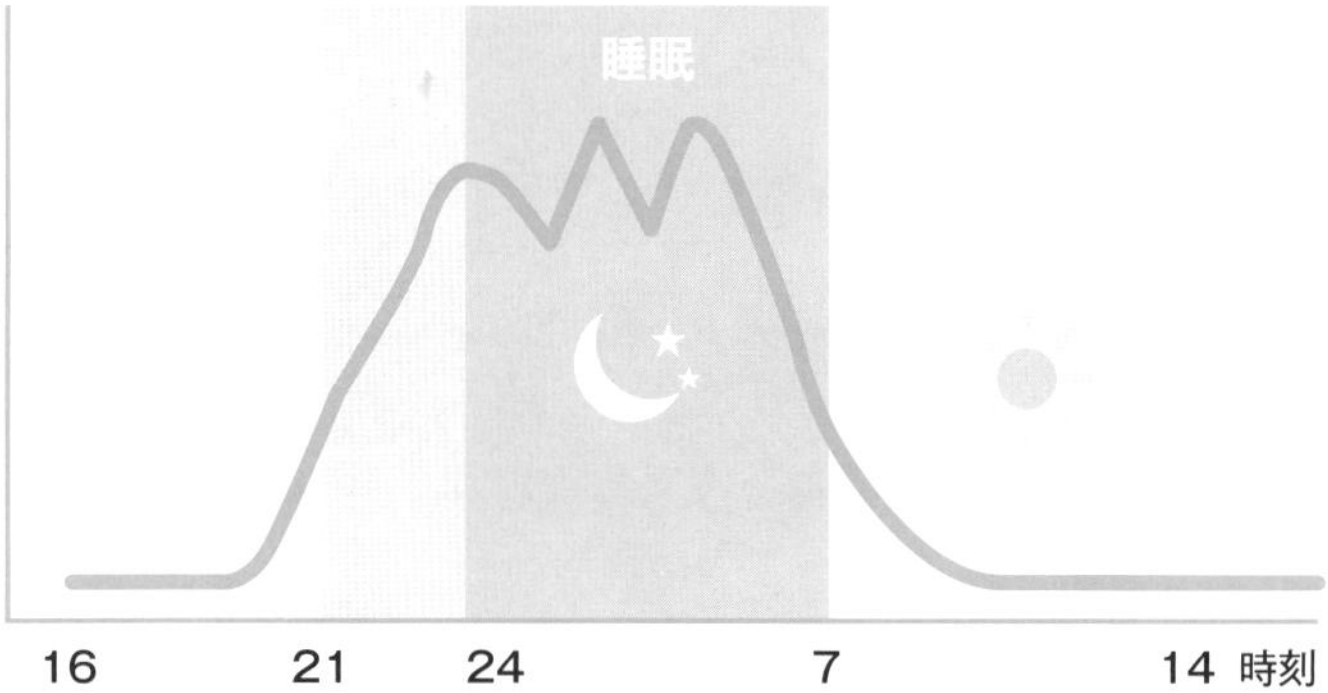

メラトニンは睡眠を促す働きがある。
夜9時頃より分泌されはじめ、その後も数時間は分泌量が増え続ける。

て睡眠を促していたメラトニンの分泌が抑制され、眠気が晴れていくからです。

眠りを誘発するメラトニンの分泌が「光」によって抑制される――。

ならば、**寝室の照明はできるだけ暗くした方が、よりぐっすりと眠ることができます。**

そのため、

・寝室の照明器具は太陽光に近い昼白色や青みがかった昼光色の電球や蛍光灯を避けて、オレンジがかった暖かみのある暖色系の電球色を選ぶ

スマート照明の活用

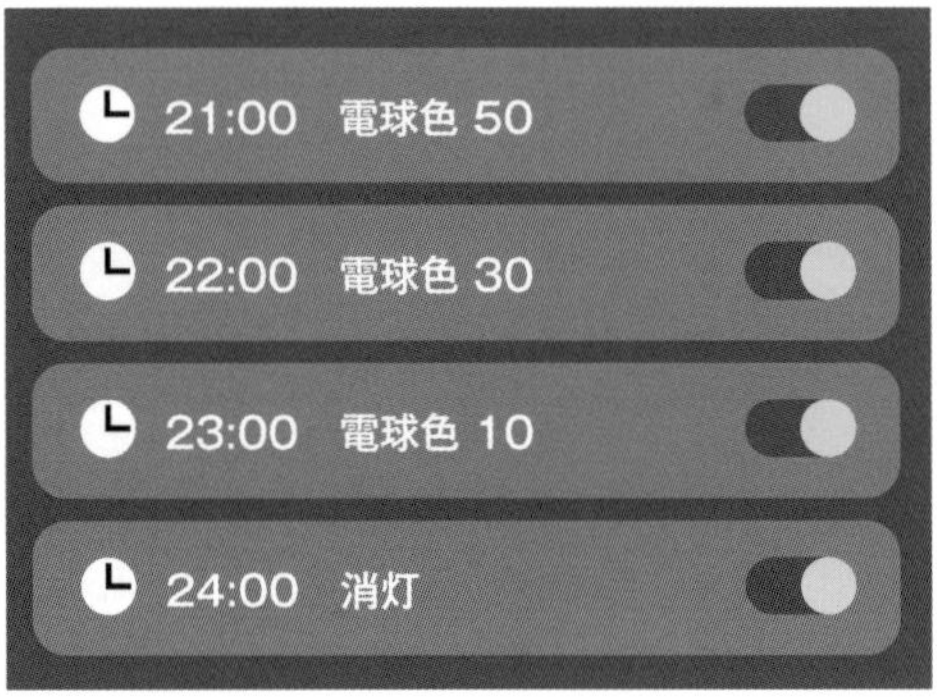
21:00 電球色 50
22:00 電球色 30
23:00 電球色 10
24:00 消灯

・就寝時間が近づいてきたら照明が暗くなるようにタイマー設定しておき体を「寝るモード」に移行
・2時間前から徐々に照明を落としていき「寝るしかない」状態に

・遮光《しゃこう》カーテンや雨戸、ブラインドを使って外光をシャットアウトする
・モニターの画面が明るいパソコンを寝室に置かない
・寝室ではスマホを使わない。どうしても使うときは画面を暗くする（ダークモード）

など、「寝室を暗くする意識」を持つことが睡眠の質の向上につながります。

今は、スマホから多彩な機能をコントロールできる家庭用の「スマート照明」も登場しています。こうした最新ガジェットを活用するのも選択肢のひとつでしょう。

タイマーや調光機能を使って、夜寝る時間が近づいてきたら自動で照明が暗くなるように設定しておけば、メラトニンの自然な分泌を妨げることなく、体を「寝るモード」に移行できます。

例えば夜12時に寝ようと思ったら、2時間前の夜10時頃から徐々に照明を落として少しずつ寝室を暗くしていくようにタイマー設定しておきます。こうすると、寝る直前には寝室がかなり暗くなっていて他の作業もできないため、否応なしに寝る態勢に入ることができます。

（逆に朝は、起きる時間が近くなったら自然光に近い発色の照明をつけて徐々に明るくなるように設定します。すると部屋が明るくなることで自然に目覚めるという習慣が身に付きます。）

私もｗｉ‐ｆｉ経由で、スマホでコントロールできる「Ｈｕｅ（ヒュー）」というスマート電球を導入していますが、実に優秀なのでおすすめです。

もちろん、そうしたガジェットに頼らなくても、「照明を落とす時間を決めておく」「暖色系でメラトニン分泌に影響を及ぼさない程度の明るさ（20〜30ルクス程度）の間接照明を活用する」といった工夫でも、十分に睡眠環境は改善できます。

さらに言えば、**メラトニンの分泌が始まる夜9時頃になったら、寝室だけでなくリビングなどの居室の照明も少しずつ落とすように気を配れば、より自然に眠りに就くことができます**。

ただ、家族と同居していて自分の都合だけでリビングを暗くできないという人もいますよね。そういうときは「サングラスをかける」のもひとつの手です。

とはいえ、家のなかでいきなり真っ黒なサングラスでは家族にドン引きされる可能性大。なので、ややブラウンがかったくらいの色の薄いものや、デジタル機器のブルーライトをカットしてくれるものを選ぶといいかと思います。

目の疲れを抑え、気分を落ち着かせる効果もあるサングラスは、実は、家のなかでも活躍するリラックスアイテム。まずは同居している家族を驚かさないように事情を話した上で、〝家サングラス〟を上手に活用してみてはいかがでしょうか。

▼「音」に気を配る――騒音をかき消すホワイトノイズ

次の環境設定のテーマは「音」です。

音、とくに耳障りで不快さを感じる騒音は、睡眠の質を下げる重要なファクターのひとつになります。

また、なかには音そのものに敏感で、騒音とまではいかなくても、「周囲のちょっとした物音でも気になってしまって眠れない」という人も少なくありません。

音に対する反応には男女差があり、一般的には女性の方が音に敏感だとされています。女性には「子どもを守ろう」という本能的な性質があるため、子どもの泣き声や人の話し声などに敏感に反応する傾向があります。

一方、男性の場合は、その本能から脳が「外敵の来襲に備える」ように発達しているため、足音や周囲の物音、強風で窓がガタガタいう音など、敵の襲撃を思わせる音に敏感に反応することがわかっています。そのため、**性別によって反応しやすい音を周囲から遠ざける工夫をするのも、睡眠改善策のひとつ**になります。

またそれ以外でも、どんな種類の音やどのくらいのレベルの音を「騒音」と感じるかは、人によって異なるため、自分にとっての「耳障りな音」によるストレスを排除することも必要になります。

どのレベルの音、どんな種類の音を「騒音」と感じるかは人によって異なりますが、その人にとっての「耳障りな音」によるストレスには注意が必要です。

2018年に世界保健機関（WHO）欧州地域事務局が発表した『欧州環境騒音ガイドライン』では、「過度な騒音は高血圧や心疾患につながるおそれがある」とされ、騒音ストレスに晒《さら》される生活が循環器系疾患のリスクを高めることも判明しています。

不快を感じるような周囲の音の存在は、睡眠の妨げになるだけでなく、直接的な健康リスクにつながる恐れもあるということです。

深い睡眠を妨げる「周囲の音」へのスタンダードな対策として挙げられるのは、防音・遮音加工が施されたカーテンや、睡眠に特化された耳栓などで「周囲の音をシャットアウトする」方法でしょう。

ホワイトノイズの仕組み

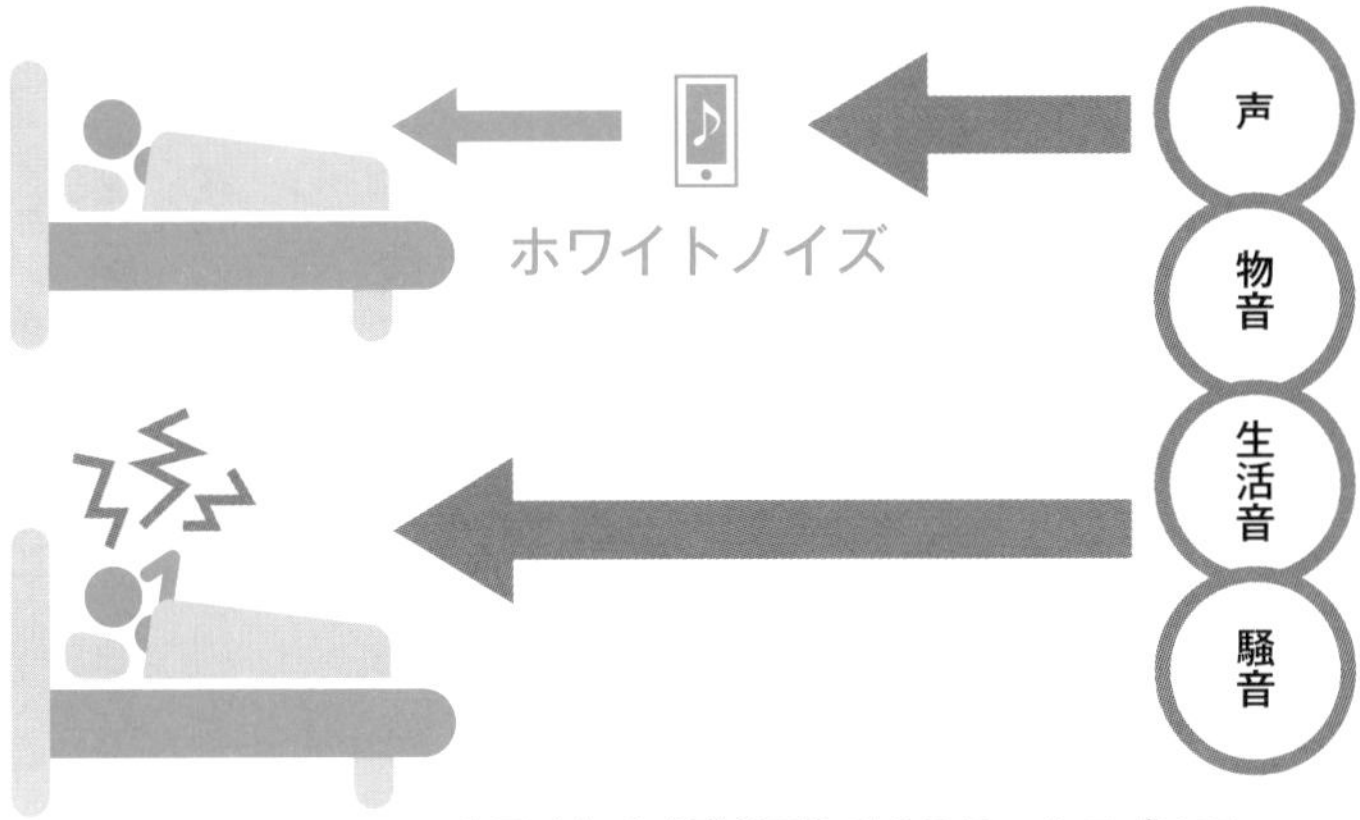

ホワイトノイズを再生できるスマホアプリで
耳障りな音をかき消せば気にならなくなる。

でもここでお伝えするのは、音を遮断するのではなく、「騒音を心地よい音で上書《うわが》きする」という、もうひとつの騒音対策アプローチです。

ポイントは、上書きされる「ホワイトノイズ」と呼ばれる音にあります。ホワイトノイズとは「あらゆる周波数成分を同等に含む雑音」のこと。難しい説明は省きますが、扇風機や空気清浄機のファンの回転音や、テレビのアナログ放送時代での〝砂嵐〟の「サー」「シャー」という音のような、同じ周波数で繰り返し聞こえてくる雑音のことを指します。

このホワイトノイズを流しておくと、ほかの突発的で耳障りな音（人の声や物音、家のなかの生活音や外からの騒音）がかき消されて気にならなくなるのです。

つまり、「雑音をもって騒音を制する」というわけです。

ホワイトノイズを再生できるスマホアプリも数多くリリースされているので、音が気になって眠れない人は、ぜひダウンロードして試してみてください。

▼「香り」に気を配る――ラベンダーの香りで入眠する

心地よい香りに包まれてぐっすり眠る――香りが睡眠に大きく関わっていることは、みなさんもうご存知かと思います。

人間の五感（視覚、聴覚、触覚、味覚、嗅覚）のなかでもっとも原始的な感覚と言われているのが香りを察知する「嗅覚」です。嗅覚は五感のなかで唯一、脳の中枢部位に直結しているため、嗅覚で感じた刺激（香り）はほかの感覚刺激よりも速く、強く心身に働きかけるのです。

このように人間の嗅覚と脳は密接に結びついており、感情を司《つかさど》っている脳のエリア

ラベンダーの香りを寝室に満たすには

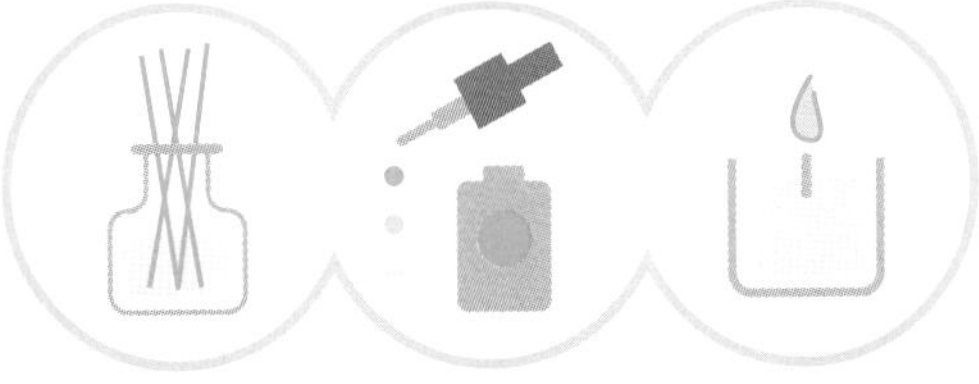

ラベンダーのアロマオイルをキャンドルやランプで焚く、アロマディフューザーや霧吹きなどで、香りを寝室に満たしておくと睡眠の質が高まる。

は嗅覚を司っているシステムから分岐して生まれたとされています。だとすれば、人間は「嗅覚を発達させて感情をつくった」という可能性さえ十分にあり得ます。

そう考えれば、いい香りが感情をコントロールできるのも納得できますよね。

快眠・安眠に効果がある香りと言えば、やはり「ラベンダー」でしょう。このことは科学的な実証実験でも証明されています。

例えば、西イングランド大学の心理学者クリス・アルフォード医師が、**不眠症の女性にラベンダーから抽出したオイルを染み込ませたシーツで睡眠をとらせる実験を行ったところ、不眠症が改善して睡眠の質も高まった**ことがわかっています。

ラベンダーのアロマオイル（エッセンシャルオイル）をキャンドルやランプで焚く、アロマディフューザーや霧吹きでオイルを部屋にシュッシュッするなど、寝る30分ぐらい前に寝室をラベンダーの香りで満たしておくといいでしょう。

部屋全体を香らせたくないという人は、アロマオイルを枕カバーに数滴垂らすだけでもOK。これなら自分の周りだけを香らせることができます。

▼心地よい香りで「悪い夢」から解放される

夢のなかで何かに追いかけられて必死に逃げたり、危険な目に遭ったり、絶体絶命のピンチに追い詰められたり――そんな〝悪夢〟にうなされて夜中にはっと目を覚ますという経験はありませんか。

悪い夢をよく見る、夢見が悪いという人にグッドニュースがあります。

ラベンダーなどの心地よいアロマの香りには、寝付きをよくして睡眠の質を上げる以外にもうひとつ、「悪夢を見なくなる」効果があることがわかったのです。

寝室の香りの睡眠への影響

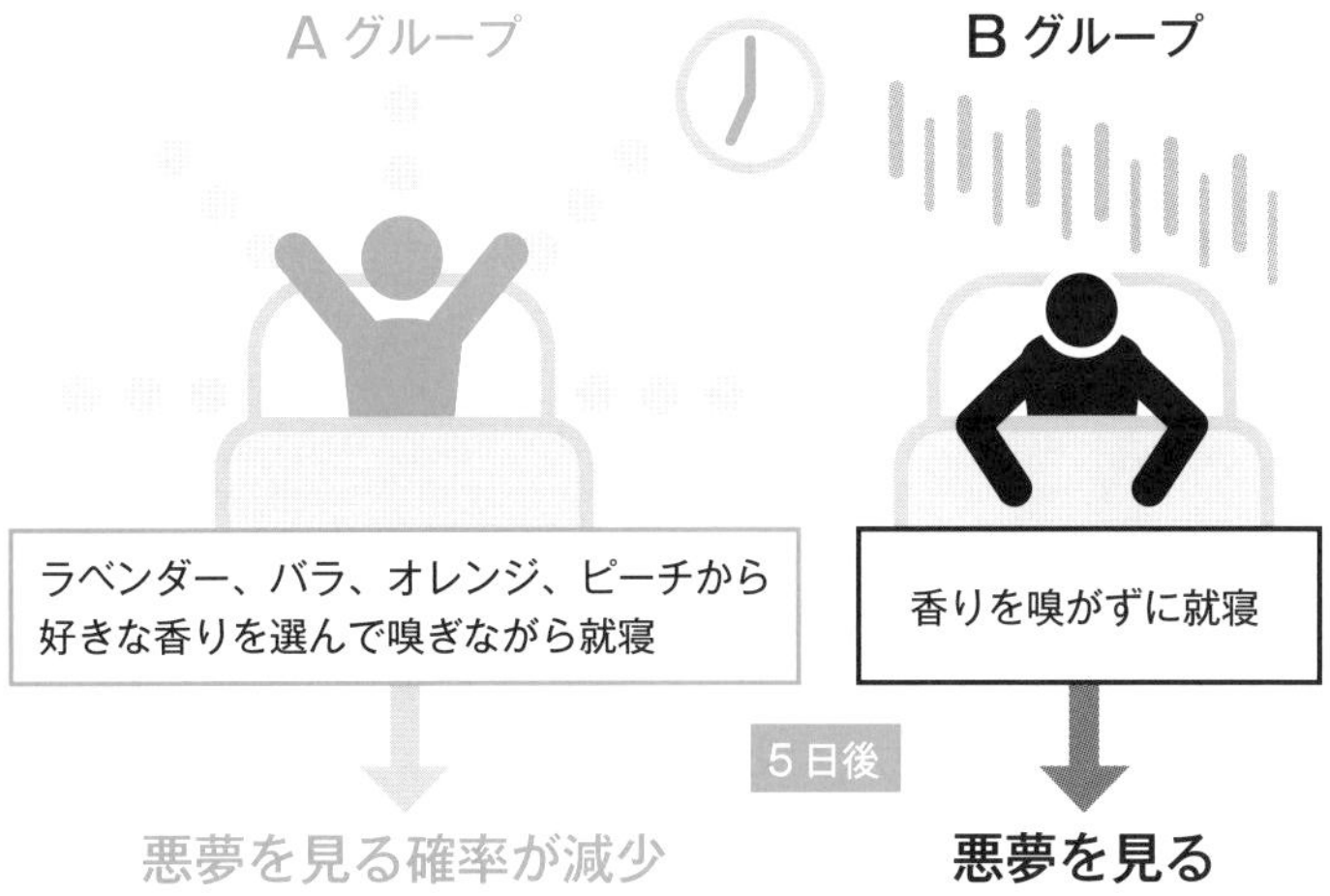
Aグループ
Bグループ
ラベンダー、バラ、オレンジ、ピーチから好きな香りを選んで嗅ぎながら就寝
香りを嗅がずに就寝
5日後
悪夢を見る確率が減少
悪夢を見る

ドイツのドレスデン工科大学で、強烈なトラウマに苦しむPTSD（心的外傷後ストレス障害）の男女40人を対象にしたある実験が行われました。

PTSDでは、突然トラウマの原因となる悪夢のような瞬間を思い出すフラッシュバックという現象がよく発生します。

この実験では、PTSDの男女40人を、

- **「ラベンダー、バラ、オレンジ、ピーチ」の4つから好きな香りを選んで嗅ぎながら眠る**
- **何の香りも嗅がずに眠る**

という2つのグループに分け、5日間にわたって悪夢のようなフラッシュバックの発生にどのような違いが出るかを調査しました。
その結果、香りを嗅ぎながら眠ったグループは悪夢を見る（フラッシュバックが起きる）確率が飛躍的に下がったことがわかったのです。

前述したように、人間の嗅覚と脳は密接に結びついています。つまり、香りは記憶や感情にも大きく関わっているということ。心を鎮めてリラックスさせる香りが恐怖の記憶や悲嘆の感情といったストレスを抑制し、不安感や恐怖感を減少させたことで、悪夢やフラッシュバックに晒《さら》されることなく、ぐっすり眠ることができるようになったのです。

嫌なことがあった日は、決まって悪い夢や変な夢を見る。不安事や心配事があるとなかなか眠れない。そんな悩みがある人もぜひ、ラベンダーなどの「睡眠を誘ういい香り」を上手に活用して安らかな眠りを手に入れてください。

▼「寝室の換気」が快眠を呼び寄せる

このコロナ禍のなか、マスク、手洗い、密の回避などと並ぶ重要な感染対策として推奨されているのが「換気」です。窓を開けたり換気扇を回したりして、部屋の空気を入れ替えることが習慣になった人も多いでしょう。

実はこの「換気」には、それだけで睡眠の質をアップさせる効果があるという非常に興味深い研究報告があります。言い換えれば、**寝ている部屋の「空気の質」、もっと言うと、「二酸化炭素の量」が睡眠の質を左右することが判明**しているのです。

部屋の空気の質と睡眠の関係について、デンマーク工科大学でこんな実験が行われています。それは、被験者となった30代の男女を、

- **積極的に換気を行っている部屋で1週間寝てもらうグループ**
- **換気の悪い部屋で1週間寝てもらうグループ**

の2つのグループに分け、二酸化炭素量以外の条件は同じにして睡眠の質に違いが

寝室の換気の睡眠への影響

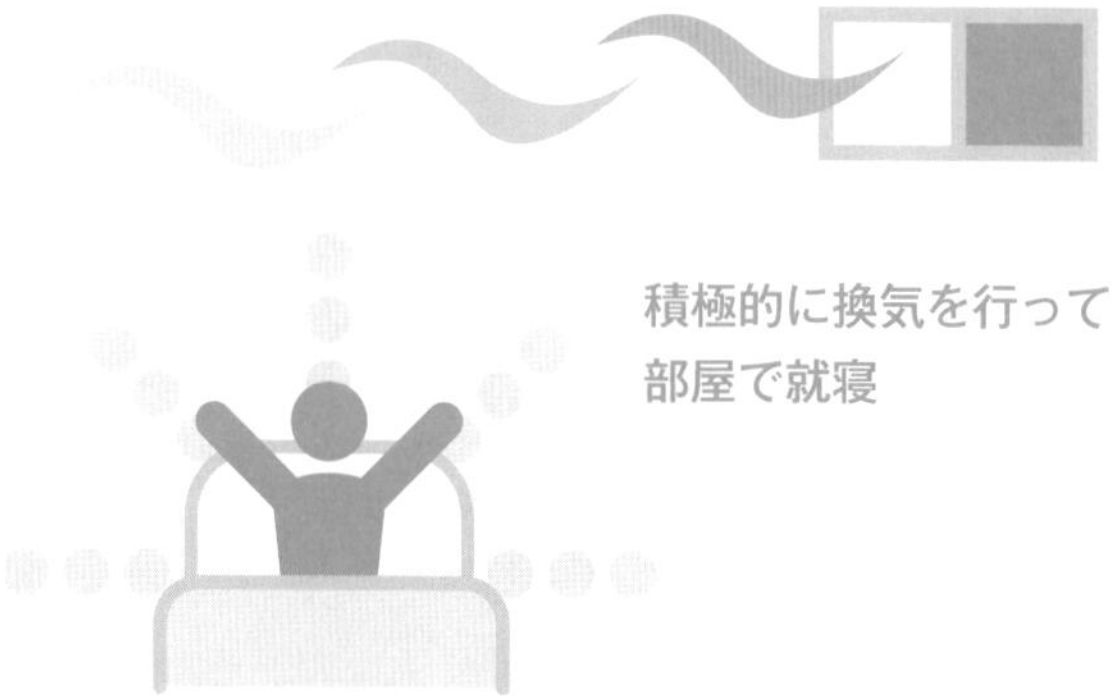

二酸化炭素量を低減することで睡眠の質が上がり、ぐっすり眠れる。
翌日の集中力や論理的思考力もアップ。

現れるかどうかをチェックするというもの。

その結果、換気をした部屋で寝たグループは、換気の悪いグループに比べて翌朝爽やかな気分で目覚めたことがわかりました。寝起きのよさだけでなくその日1日気分よく過ごせたそうです。

さらに「GSQS（フローニンゲン睡眠品質尺度）」という指標を用いた計測でも、換気による睡眠の質の向上が確認されています。

つまり、部屋の換気をして二酸化炭素量を低減することで睡眠の質が上がり、ぐっすり眠れたということです。

夏になると、「冷房をつけて寝るより、窓を開けて寝た方がぐっすり眠れる」という声をよく聞きます。たしかに真夏だと、窓を開け放って寝てもあまり涼しくないこともありますが、室温以上に「換気」というファクターによって睡眠の質が高められているとも考えられるのです。


さらに驚くべきは、**換気をした部屋で寝たグループは、睡眠の質が上がっただけではなく、翌日の集中力や論理的思考力もアップしていた**のだとか。

部屋の空気の入れ替えに気を配り、換気をして寝るだけで、翌朝はスッキリ、昼の眠気も少ない上に、パフォーマンスまで高まる――実に、一石〝三鳥〟にも〝四鳥〟にもなるというわけです。

眠りに悩みがある人は、防犯に注意しつつ、寝室の換気を心がけてみてください。

部屋の換気がデフォルト（標準設定）になっている今の時代、その換気は同時に、質の高い睡眠を手に入れるための重要なアプローチでもあることを覚えておきましょう。

▼寝る空間は常に片付けておく

寝室やベッドサイド、枕元などの〝寝る空間〟は、こまめに掃除や片付けをして、清潔に整理整頓しておきましょう。

というのも、**寝室が散らかっていると、それが気になってストレスとなり、睡眠の質が低下してしまう**ことがわかっています。

「何だか散らかってるなぁ。近いうちに片付けなきゃ」という小さなプレッシャーが睡眠への集中を逸《そ》らしてしまうのだとか。またベッドに入っても、その辺に放り出してある仕事関係の書類や資料などが目に入ると、それだけで脳の片隅に「明日の仕事」がチラついてしまうでしょう。

またドイツのライプツィヒ大学の論文では、不安になりやすい人ほど掃除や片付けなどの「雑事」に時間を割《さ》こうとする傾向があることもわかっています。

3年以上日記をつけている1300人のドイツ人（平均年齢51歳）を対象に、その

寝室の整理整頓の睡眠への影響

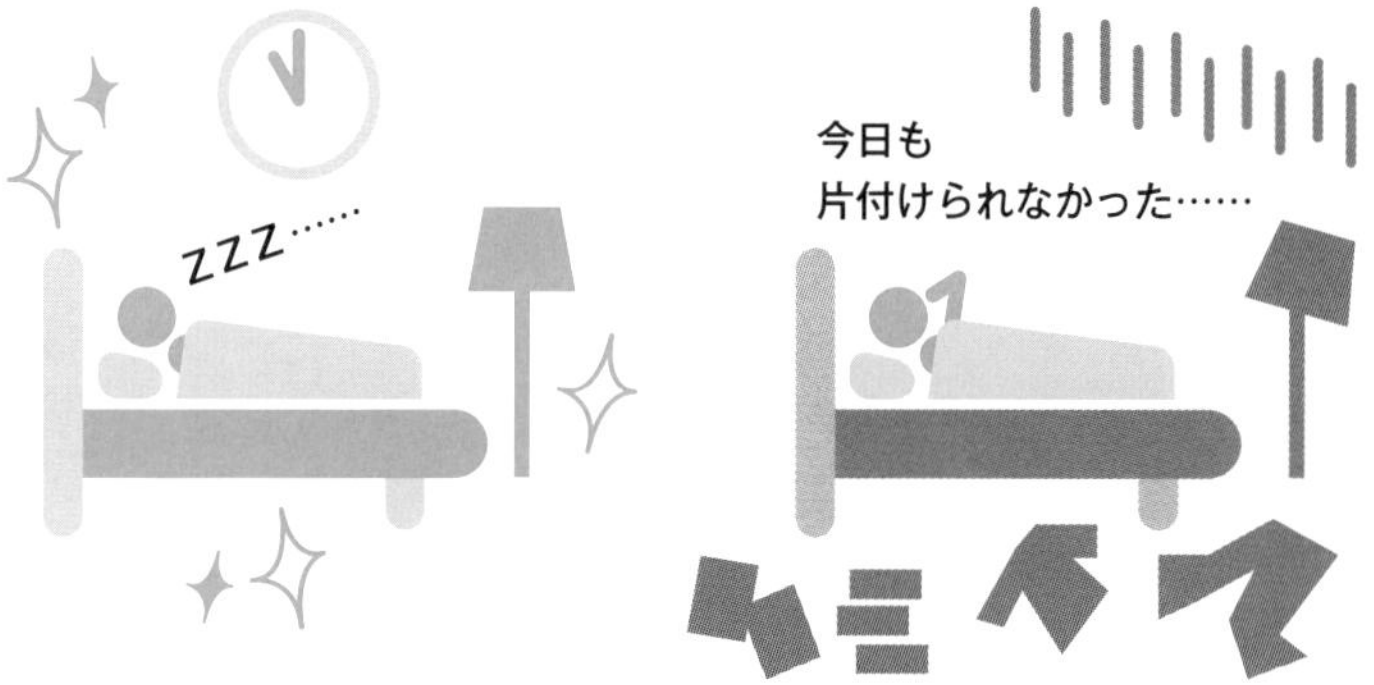

神経質で不安になりやすい人ほど、寝室がキレイに片付くと
睡眠の質が向上する。

人の性格と日記に書かれた「ありがちな行動」の関係を調べたところ、

・誠実性が高い真面目な人：仕事と勉強に多くの時間を使っている
・外向性が高い社交的な人：人との交流に多くの時間を使っている
・開放的で好奇心旺盛な人：読書とスポーツに多くの時間を使っている
・神経症傾向が高く不安になりやすい人：掃除などの雑事に多くの時間を使っている

という結果が得られたといいます。

そう考えれば、**不安があってなかなか眠れない人ほど、部屋が散らかっている**

とそれが必要以上に気になって、さらに眠れなくなってしまうとも言えるのです。

寝室は常にキレイに片付けておく。ベッド周辺には寝具以外のものを置かない。そうするだけでも眠りはずいぶん変わってきます。

まとめ

寝室の「光・明るさ」「音」「香り」「換気」「片付け」に気づかうことが、質の高い睡眠への重要なアプローチ。

アプローチ
4

「食習慣」を見直す

▼糖質と睡眠の〝意外にいい〟関係

私たちは食べることでエネルギーを補給し生命を維持しています。健康な生活と「食」は切り離して考えることはできません。

当然、睡眠の質にも「食」は大いに関係しています。日々の食事に気を配り、意識を向ける習慣をつけることで、みなさんの眠りは劇的に変化します。

そこでまずは、多くの人が誤解している「糖質と睡眠」について解説しましょう。

最初にお伝えするのは**「ぐっすり眠るためには、寝る前に糖質を摂りましょう」**ということ。こんなことを言うと面食らう人もいるでしょう。

しかし、食後に血糖値がグンと上昇する高GI(グリセミック・インデックス)食品を食べると質の高い睡眠を得られるという研究結果があるのです。

寝る前に糖質を摂ることで睡眠の質はどう変わるのかを調べた研究があります。18歳から30歳の男性10人を対象に5日間、全員にハードな運動をさせた後、

- **血糖値が上がりやすい(GI値が高い)食事を摂ったグループ**
- **同カロリーで血糖値が上がりにくい(GI値が低い)食事を摂ったグループ**

に分け、食後すぐに睡眠を取らせてその質を調べるというものです(5日後に食事内容を入れ替えてもう一度同じ調査するクロスオーバー型の調査)。

その結果、睡眠前に高GI食を摂ったグループは低GI食のグループと比べて、

- **トータルの睡眠時間が1時間以上長くなった**
- **睡眠効率(睡眠の質)も8%改善された**
- **寝入るまでの時間も20分近く短くなった**

高GI食品の睡眠への影響

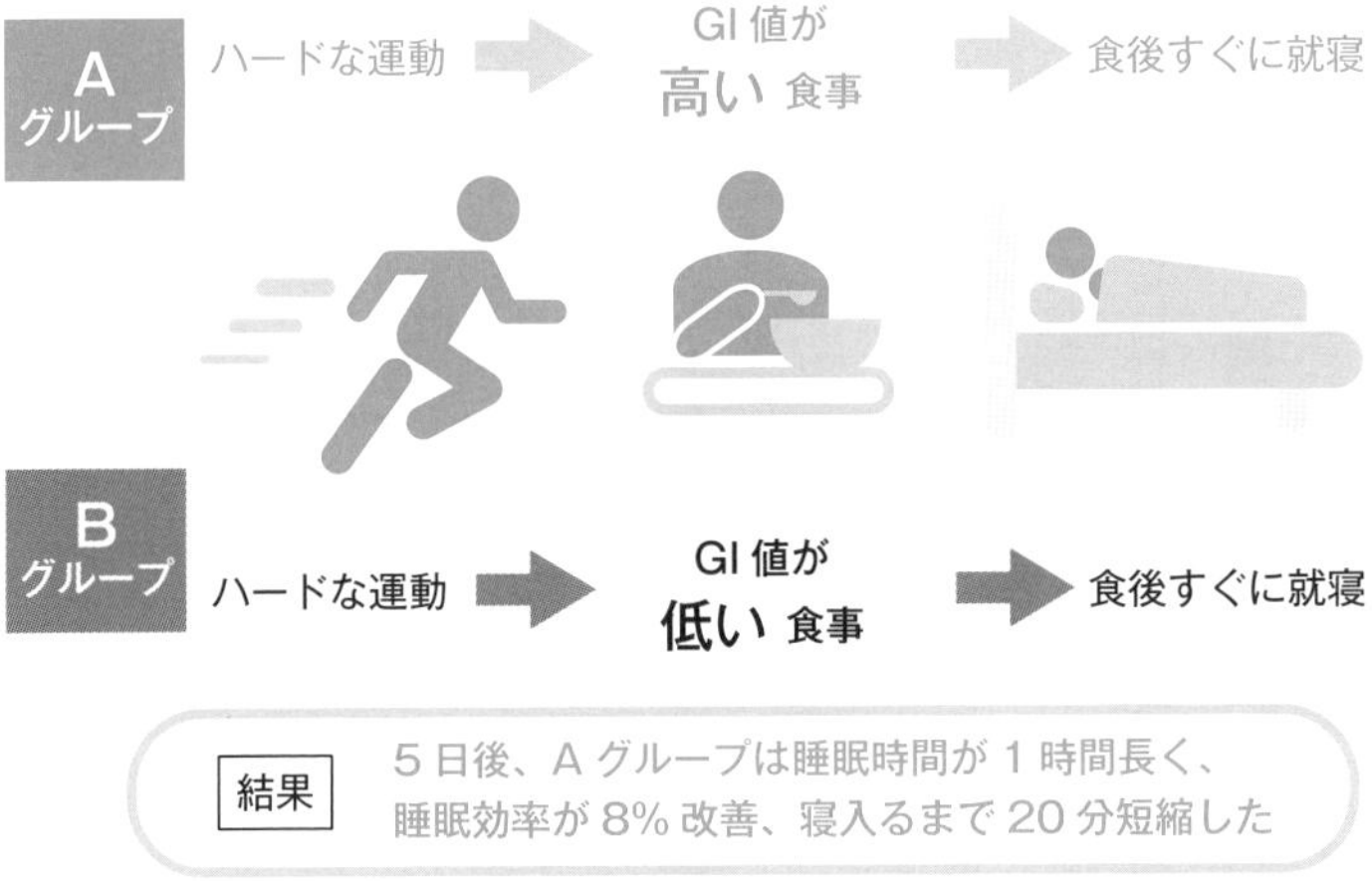
Aグループ
ハードな運動
GI値が高い食事
食後すぐに就寝
Bグループ
ハードな運動
GI値が低い食事
食後すぐに就寝
結果
5日後、Aグループは睡眠時間が1時間長く、
睡眠効率が8%改善、寝入るまで20分短縮した

ことがわかりました。

また、金沢医科大学の研究グループが日本人男女（20～60歳）1848人を対象に、GI値が異なる「お米、パン、麺類」の3種類の食品の摂取量と睡眠の質との関係性を調査しています。その結果、**高GI食品である「お米」の摂取量が多いほど、質の高い睡眠が得られたことが報告されています**。

こうしたエビデンスからも、夜寝る前に高GI食品を食べると睡眠の質が上がることが証明されているんですね。

よく「寝る前に糖質を摂ると太る」

と言われますが、科学的に言えば少し違います。太ることは太りますが、それは食べた時間帯とは関係がありません。寝る前だろうが、朝イチだろうが、昼間だろうが、食べれば太ります。

いつ食べても太るなら、ここで解説したように「睡眠の質が上がる夜」に食べた方がいい。寝る前の糖質によって睡眠の質が上がると、睡眠中の成長ホルモンの分泌が活発になります。そして成長ホルモンの働きによって脂肪が燃えやすくなる、つまり痩せやすくなるんです。

夜に摂取する適度な糖質には、ぐっすり眠れるだけでなく、意外なダイエット効果もあるのです。

ただ、食べた方がいいとはいえ、それも程度問題。糖質に限らず、寝る直前に食べ過ぎると消化器官に負担がかかるし、逆流性食道炎になるリスクも出てきます。また、眠りについてもまだ胃のなかに食べたものがしっかり残っている状態だと、消化のために胃が刺激されて睡眠が妨げられてしまいます。

寝る直前に白米を丼2杯も3杯も食べれば胃腸がフル稼働を迫られ、体は睡眠どころではなくなります。

ちなみに「寝る前」とは具体的にどのくらいの時間なのか。

「寝る2〜3時間前には夕食を済ませる」のが睡眠前の食事のセオリーとされていますが、**眠りに就く1時間くらい前に糖質を摂ると深く眠れるようになるという調査報告もあります**。

なので、ガッツリではないデザート程度の糖質を、寝る1時間くらい前に摂取するのがいいでしょう。ただし、デザートであっても食べ過ぎは当然NGです。

▼就寝1時間前の「2個のキウイ」は試す価値あり

そしてもうひとつ、「寝る前の摂取」をおすすめしたい食材があります。

それは「1〜2個のキウイ」や「少々のブルーベリー」など、フラボノイドを多く含むフルーツです。

2011年、台湾の台北医学大学が睡眠障害に悩む24人の男女を対象に、4週間にわたって眠りに就く1時間前に2個のキウイを摂取させ、睡眠にどのような変化があ

るかを調べる実験を行いました。その結果、被験者たちには、

・入眠までの時間が35％改善

・トータルの睡眠時間が13・1％改善

・主観的な睡眠の質（よく眠れたという実感）が42・4％改善

・翌朝の眠気が23・4％改善

という結果が確認されました。

キウイと睡眠の改善との因果関係はまだはっきり解明されていませんが、キウイに含まれるフラボノイド、さらにセロトニン、葉酸《ようさん》といった成分が関係している可能性が指摘されています。

とはいえ、**寝る前の2個のキウイで睡眠の質がトータルで向上したことは実証済み**。ならば、眠りに悩みがある人にとってやってみる価値は大いにあるでしょう。私も寝る前にキウイを1～2個食べることを習慣にしています。

キウイ2個ほどならば、前項で解説した睡眠の質を上げるための「寝る前の糖質摂取」にもなるので、ぜひ試してみてください。

▼睡眠を促進する意外な食材、それは「ジャガイモ」

睡眠の質を上げてくれる食材というと、みなさんは、「睡眠ホルモン」と言われるメラトニンの原料となるトリプトファンを多く含む牛乳やヨーグルト、チーズといった乳製品、豆腐や納豆といった大豆加工食品、バナナなどをイメージするのではないでしょうか。

これらもいい睡眠をもたらす食材ですが、実はもうひとつ、意外な食材があります。スーパーで簡単に手に入り、安価で日持ちもするという何拍子もそろった超優秀な快眠促進食材、それは「ジャガイモ」です。

なぜジャガイモが睡眠の質を上げるのか。それには、ジャガイモに含まれる「レジスタントスターチ」という成分が大きく関係しています。

「難消化性デンプン」とも呼ばれるレジスタントスターチは、その名のとおり「消化されにくいデンプン（糖質）」のこと。食物繊維と同じような働きをする糖質で、胃や小腸でほとんど消化・吸収されずに大腸に届き、腸内細菌の〝エサ〟になります。

そして、大腸に入ったレジスタントスターチが腸内細菌によって発酵すると、「酪《らく》酸《さん》（短鎖脂肪酸の一種）」という物質が生成されるのですが、この酪酸にさまざまな健康効果があることがわかっているのです。

酪酸には腸内環境を整えたり、リーキーガット（腸管粘膜が薄くなって腸に穴が開き、異物が血中に漏れ出す状態）を防いだりするほか、血糖値の上昇を抑制する可能性も示唆されています。

それに加えて、「免疫を調整して睡眠の質を向上させる」という働きも示唆されているのです。

もう少し詳しく言うと、レジスタントスターチから生成される酪酸によって免疫系統が正常化すると、免疫系細胞からサイトカインというタンパク質が分泌されます。サイトカインには免疫機能を向上させるだけでなく、睡眠を促進する働きもあります。そのため、酪酸によって免疫系が改善すると睡眠の質もアップするというわけです。

整理すると、

・ジャガイモを食べてレジスタントスターチを摂取する

←
・大腸でレジスタントスターチから酪酸が生成される
←
・酪酸が免疫機能を改善・正常化する
←
・免疫系細胞からサイトカインが分泌され免疫機能が向上するとともに、その働きによって睡眠の質が向上する

というプロセスになります。

ジャガイモは「睡眠」「免疫機能」「ダイエット（血糖値の上昇の抑制）」と、マルチに効果を発揮する、まさに〝最強の食材〟と言えるでしょう。寝不足や不眠に悩んでいる人だけでなく、風邪をひきやすい人、体調を崩しやすい人にも、ジャガイモを取り入れた食生活をおすすめします。

塩茹でジャガイモのサラダ

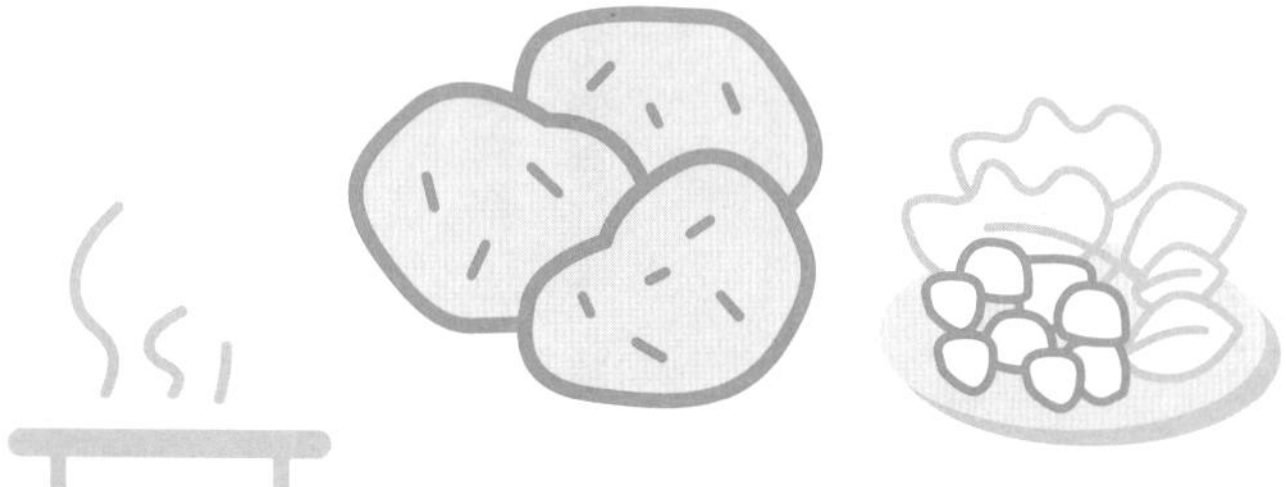

①ジャガイモを皮付きのまま塩茹でする
②皮をむいて一口大にカットして軽く冷やしてサラダに
③チーズや大豆製品などを組み合わせてもよい

茹でたジャガイモを軽く冷やすことで、免疫機能を向上させる
レジスタントスターチの量が２倍にアップ。

ただ、ひとつ注意したいのはジャガイモの食べ方、調理の仕方です。ポテチやフライドポテトのように油で揚げるとあまり効果がない上に、高カロリーで太りやすくなってしまいます。

おすすめなのが「ジャガイモの塩茹《しおゆ》で」です。

私がよく食べるのが、塩茹でジャガイモのサラダ。ジャガイモを皮付きのまま塩茹でして茹で上がってから皮をむき、ひと口大にカットして軽く冷やしてサラダに使います。**茹でたジャガイモを冷やすことでレジスタントスターチの量が2倍にアップ**することがわかっています。

ほかにも塩茹でしたジャガイモと、チーズや大豆製品などの睡眠を促す食材をうまく組み合わせて、オリジナルの「快眠レシピ」をあれこれ考えてみるのもいいですね。

「脂っこい食べ物」が昼間の睡魔を呼び寄せる

寝ても寝ても、昼間に眠くなる――こういう人、結構多いと思います。

夜も寝ているのに、なぜ昼日中から睡魔に襲われるのか。

まず考えられるのは、睡眠不足や睡眠の質の低下といった直接的な原因でしょう。

また、一部ではありますが、クロノタイプ的に昼間に眠気を覚えやすい遺伝子型を持っている人もいることがわかっています。

しかし、それ以外にも昼間の眠気を誘発する原因となる、「食」に関する意外なファクターがあるのです。それは――。

オーストラリアのアデレード大学でオーストラリア人を対象に行われた研究で、**「脂っこい食品をたくさん食べている人は、昼間に眠くなる確率が高くなる」**ことがわかりました。

オーストラリア人を被験者とした実験ではありますが、私たち日本人も参考にすべき興味深いエビデンスとして紹介します。

1815人のオーストラリア人を対象に、1年間にわたって追跡調査。全員の食生活を記録し、睡眠状態をモニタリングしたところ、脂肪分の摂取量が多い人は、少ない人に比べて78％も昼間に眠くなる確率が高いという結果が出たのです。

8割近くの違いが出たら、さすがに日本人としても看過できないでしょう。私もこれまでは、ごはんやパンなどの高炭水化物食品を食べると眠くなると思っていましたから、この研究結果には驚きました。

ただ、この研究調査では、なぜ脂肪分を多く摂取する食事習慣が昼の睡魔を引き起こすのか、その因果関係についてまでは、まだはっきりと解明できていません。

しかし、研究者は「ホルモンバランスの乱れ」が関係しているのではないかと指摘しています。

私たちの食欲は、

①レプチン――食欲を抑制するホルモン
②グレリン――食欲を増進させるホルモン

という2つのホルモンのバランスによってコントロールされています（↓P55）。

（↓P55）

そして、高脂肪の食事を続けていると、脂肪分を摂り過ぎないようにと、食欲を抑える「レプチン」の分泌量が大きく増加し、逆に食欲をアップさせる「グレリン」は大幅に低減します。つまり、ホルモンバランスが崩れてしまうわけです。

考えようによっては、これだけなら「食欲が抑制されてダイエットになるから体にいいのでは」と思えないでもありません。

しかし、話はそう単純ではないんですね。なぜならレプチンの減少とグレリンの増加は、食欲だけでなく、脳内で分泌されて覚醒と睡眠をコントロールする「オレキシン」という物質の働きをもコントロールしているからです。

つまり、**高脂肪食過多の食生活を続けてレプチンとグレリンのバランスが崩れると、睡眠を司《つかさど》るオレキシンの働きにまで支障をきたしてしまう。その結果、睡眠のリズムが乱れて、本来なら眠くならない昼間などのタイミングで眠くなってしまう**のではないか――研究者はそう指摘しているのです。

▼昼の眠気が止まらない――脂肪分過多が引き起こす「負のスパイラル」

さらに注意すべきは、高脂肪の食事によって昼間眠くなると（睡眠リズムが乱れてくると）、〝負のスパイラル〟に陥ってしまう恐れがあるのです。

なぜなら、人間は睡眠の質が下がって寝不足になると、高脂肪・高カロリーな食事を求めるようになるからです。

・脂っこいものばかり食べる

⬇

・睡眠の質が下がって寝不足になり、昼間眠くなる

⬇

・脂っこい高脂肪食が欲しくなって食べ過ぎる

⬇

・睡眠の質が下がって寝不足になり、昼間眠くなる

⬇
・脂っこい高脂肪食がほしくなって
食べ過ぎる
⬇
（以下繰り返し）

こうした無限ループにハマりこみ、抜けられなくなってしまうのです。

いくら寝ても昼になると眠くなるという人は、胸に手を当てて考えてみてください。

「揚げ物や脂っこいものばかり食べている」

「こってり味が大好き」

「カロリーなんて気にしたことない」

昼間の眠気を誘発する食事習慣

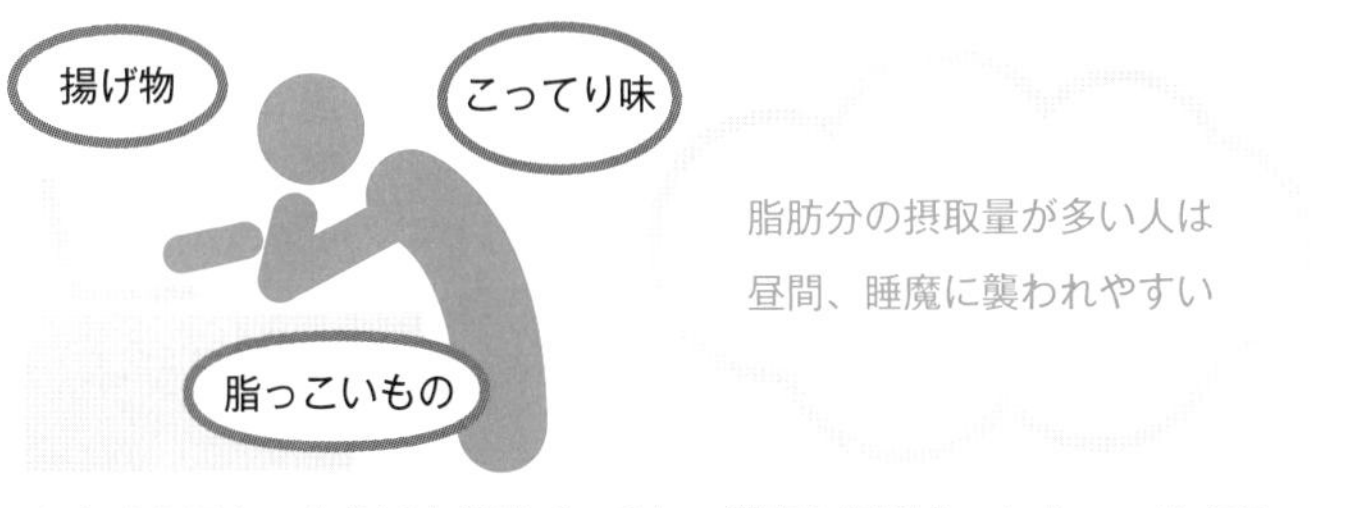

揚げ物
こってり味
脂肪分の摂取量が多い人は
昼間、睡魔に襲われやすい
脂っこいもの

高脂肪食過多の食生活を続けていると、覚醒と睡眠をコントロールする「オレキシン」の働きに支障がでて、睡眠のリズムが乱れる。

——こんな自分に思い当たったら、食習慣の見直しを考えた方がいいでしょう。睡眠の質だけの問題ではなく、トータルでの健康リスクが高まっている可能性もあるので要注意です。

▼睡眠の質を上げる16時間の「プチ断食」

私はこれまで健康やダイエットに関する書籍などで、辛《つら》くてキツいカロリー制限に替わる効果的なダイエット法として「プチ断食」をおすすめしています。

実はこのプチ断食にはダイエットだけでなく、睡眠の質が上がるという嬉しい効果もあるのです。

実際にプチ断食を実践してから、「夜中に目が覚めることが減って、朝もすっきりと起きられるようになった」という声をよく聞きます。私自身も、**プチ断食をやり始めてからは、それまで以上にゆっくり、ぐっすり、深く眠れるようになったと実感**しています。

私が実践しているプチ断食は「リーンゲインズ」と呼ばれる、「1日の間で何も食

睡眠の質を上げる16時間の「プチ断食」

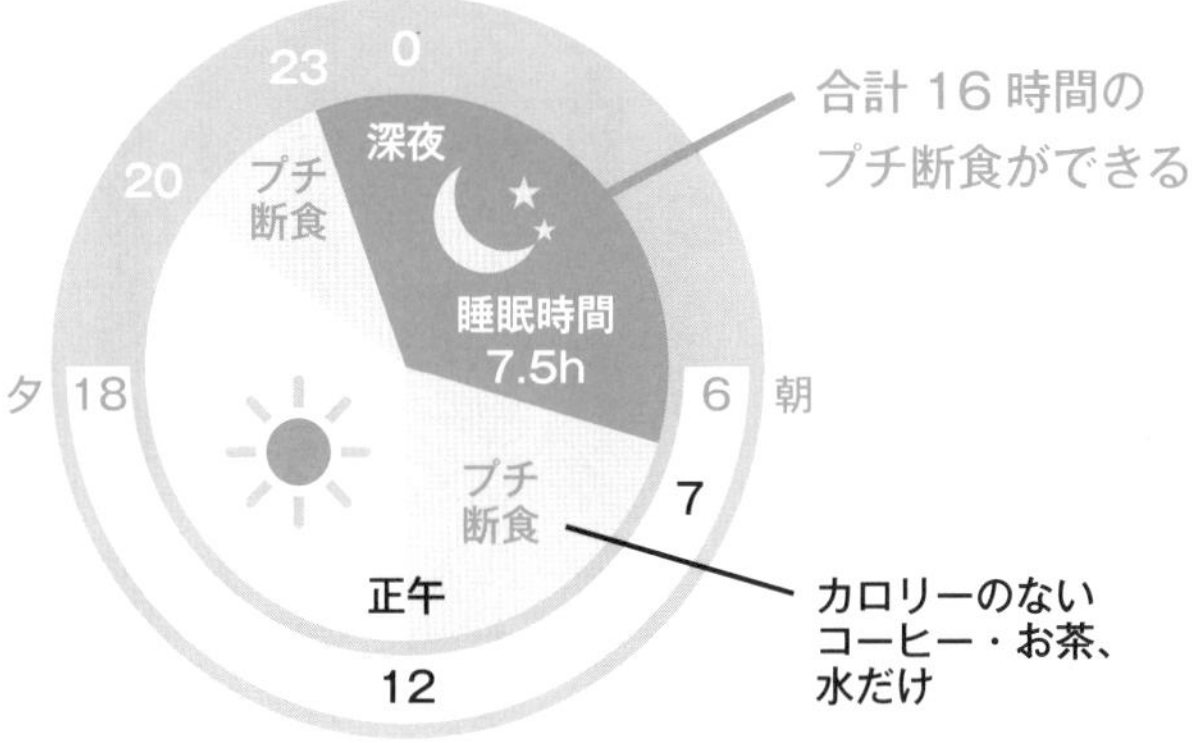

べない時間をつくる」というやり方です。

具体的には、**「その日の最後の食事から、翌日の第1食まで約16時間あける」**、これだけ。例えば、夜20時に晩ごはんを食べたら、16時間後の翌日正午12時まで何も食べない、という断食方法です。夕方18時に晩ごはんを食べて、16時間後の翌朝10時まで何も食べないという時間調整もあります。

断食時間中、口にしていいのは、カロリーのないコーヒー・お茶・水だけ。ただし、断食タイム以外の8時間は好きなものを好きなだけ食べてかまいません。

「そうは言っても、16時間は長過ぎる」と思うかもしれません。でも、そこに夜の睡眠時間を組み込んでしまえばそれほど難しいことではないはず。

睡眠時間が大多数の人の理想となる「7・5時間」ならば、睡眠の前後で合わせて8・5時間だけ断食すれば、合計で16時間のプチ断食ができる計算になります。

ただ、男性と女性とでは「食べない時間」に若干の違いをつけた方がいいでしょう。**男性なら約16時間、女性の場合は12～14時間くらい**に設定するといいと思います。


なぜプチ断食が眠りの質を向上させるのか。

その理由のひとつは、プチ断食によって消化器官を休ませることができるからです。

1日3食食べて、ときに間食したり飲み会があったりで食べ過ぎたりすると、常に胃や腸のなかに食べたものが入っている状態になります。さっき食べたものの消化が終わらないうちに、次に食べたものが入ってくる——これでは消化器官が休む間がなく、1日中消化活動に従事しなければならず、消化器官はへとへとに疲れてしまいます。

そこで「食べない時間」をつくり、消化にかける時間をなるべく短くすれば胃や腸などの消化器官に〝まとまった休息〟を与えてあげられます。睡眠時間を挟んだプチ断食ならば、睡眠中に胃腸にかかる負担が大幅に減るため、睡眠の質も上がるというわけです。

また人間の体内時計は、空腹時間が長いほど効果的に調整されると言われています。そのため、**食べるタイミングを調整して体を軽い〝飢餓状態〟にすることで体内時計がリセットされやすくなり、自然な睡眠を得やすくなる**んですね。


会社勤めをしているなど、夕食の時間がまちまちになりがちな人は、朝食を抜くという方法で16時間を確保するのもいいと思います。

夕食が夜9時になってしまったら、翌日は朝食を抜いて午後1時頃に遅めのランチを食べれば、結果として16時間の断食になります。

私もプチ断食を取り入れていますが、やはり夕食が遅くなりがちなので、基本、朝食を食べずに、第1食は昼のランチというパターンが多くなっています。

私自身、最初はけっこう辛かったのですが、1〜2週間したら体が慣れてきて、起きてから昼過ぎまで食べなくても苦にならなくなりました。

この**プチ断食は睡眠の質アップのほか、ダイエットにも効果テキメン**なのでぜひ試してみてください。

▼カフェインと上手く付き合う――大事なのは飲むタイミング

「寝る前にコーヒーを飲むと眠れなくなる」というのは誰もが知っている睡眠の常識でしょう。コーヒーに含まれるカフェインには覚醒作用があり、寝る前に摂取すると寝付きを悪くして睡眠の質を下げる要因のひとつになります。

ここで、私たちが疲れて眠くなるメカニズムを説明しましょう。

疲れが溜まってくると脳内で睡眠物質のひとつである「プロスタグランジンＤ$_2$（ＰＧＤ$_2$）」というホルモンが分泌され、ＰＧＤ$_2$はさらに、「アデノシン」という別の睡眠物質の分泌を促進します。

このアデノシンが、脳内にあるレセプター（アデノシン受容体）に入り込んで脳の睡眠を司《つかさど》る部位を刺激することで眠くなるのです。

もっと簡単に言うと、アデノシンという「カギ」が、アデノシン受容体という「カギ穴」に入ると、眠気への扉が開くということ。

では、なぜカフェインを摂取すると眠気が覚めるのか。実は、カフェインはアデノ

カフェインが効くメカニズム

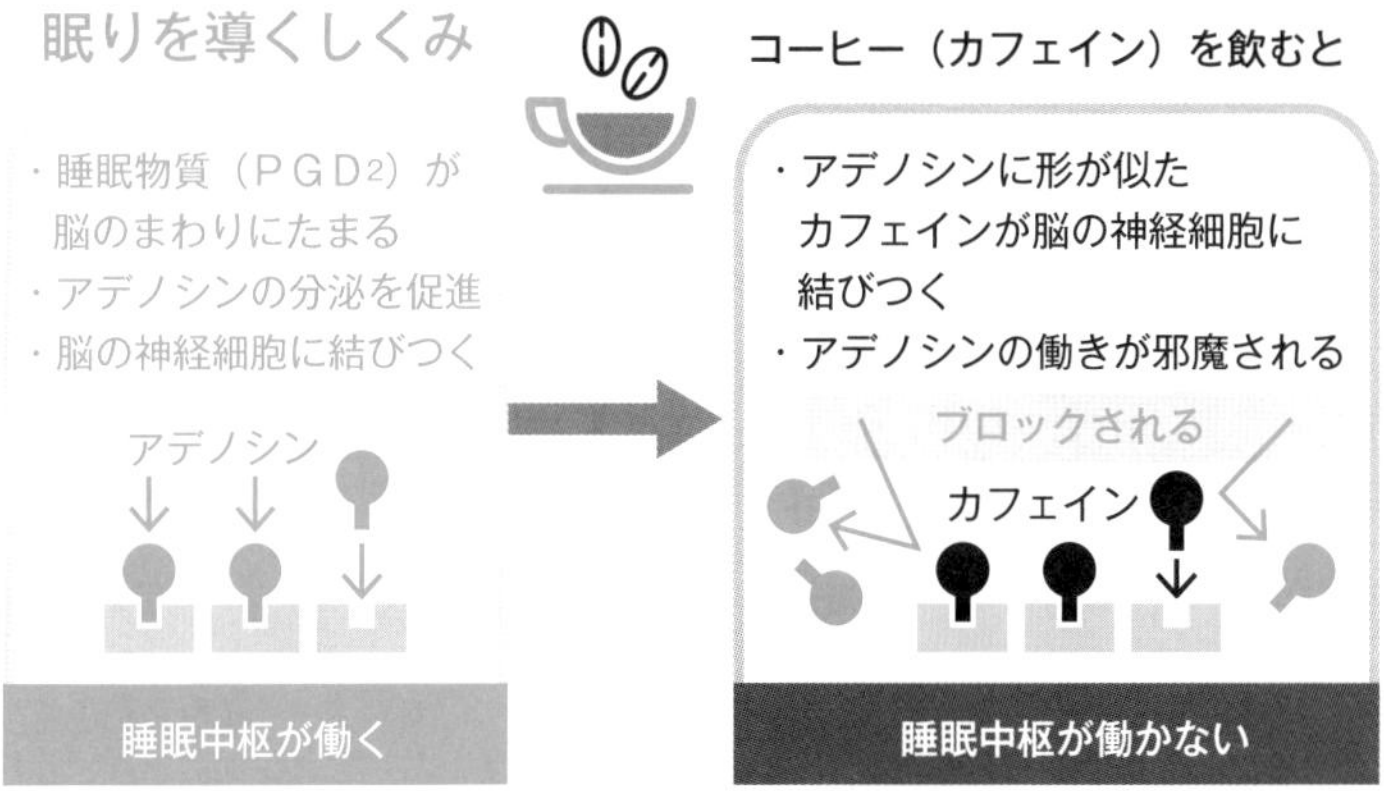
眠りを導くしくみ
・睡眠物質（PGD2）が脳のまわりにたまる
・アデノシンの分泌を促進
・脳の神経細胞に結びつく
アデノシン
睡眠中枢が働く
コーヒー（カフェイン）を飲むと
・アデノシンに形が似たカフェインが脳の神経細胞に結びつく
・アデノシンの働きが邪魔される
ブロックされる
カフェイン
睡眠中枢が働かない

カフェインを摂ると、睡眠物質（アデノシン）と構造がよく似ているため、アデノシンの働きをブロックして眠りにくくなる。

シンと構造がよく似ているんですね。その上、体内に吸収されるとアデノシンよりも先にカギ穴に入り込んで、アデノシンをブロックしてしまいます。だから眠気の扉が開かなくなる（＝眠くならない）というわけです。

睡魔に負けずに頑張りたい（＝眠気の扉を閉じたい）とき、カフェイン摂取が有効なのはこうしたメカニズムによるものです。逆に、ぐっすり眠りたいときは、カギ穴を塞《ふさ》いでしまうカフェインはNGになるのです。

さらに、カフェインの覚醒作用

は想像以上に長く続きます。一般的には摂取してから4～5時間、なかには6～8時間も効果が持続するというケースもあります。

ですから**快眠を邪魔されたくないなら、ベッドに入る6時間くらい前からカフェインは完全にシャットアウト**。夜12時に寝ようと思ったら、夕方6時以降はコーヒーや紅茶、緑茶などを口にしない方がいいでしょう。

ちなみに「夜寝る前のカフェイン」は睡眠の質を下げてしまいますが、その覚醒作用を最大限に有効活用できるのが「昼寝の前のカフェイン」です。

この本の107ページにも「日中、どうしても眠いときは30分以内の軽い昼寝をする」と書きましたが、その昼寝の質がアップするカフェインの活用法があるのです。

「コーヒーナップ（coffee nap）」という言葉をご存知でしょうか。ナップ（nap）は「昼寝」の意味。**コーヒーナップとは、コーヒーを飲んでから昼寝をすることで、頭をシャキッとさせるというパフォーマンス向上テクニック**です。

体内に吸収されたカフェインが血液を通じて脳に到達するまでの所要時間は約20分と言われています。つまり、コーヒーを飲んでから眠気が抑制されるまでには20分近くの猶予があるということ。その20分間昼寝をして、カフェインの覚醒作用が働き始

コーヒーを飲むタイミング

昼寝（コーヒーナップ）でのコーヒーの活用法

① 昼寝前にコーヒーを飲む（1～2分でサクッと）
② 20分間だけ昼寝をする

スッキリした目覚めに。
20分以上寝てしまうと逆効果になるので注意！

夜寝る前のコーヒーの注意点

ベッドに入る6時間前からは飲まない

快眠を邪魔されずに質の高い睡眠がとれる！

めるタイミングで起きるようにすれば、目覚めスッキリ、その後の活動の生産性もアップするというわけです。

注意点としては、昼寝前のコーヒーはサクッと飲むこと。一気飲みとまではいかなくても、1~2分くらいで飲んでしまった方がいいでしょう。のんびり時間をかけていると、それだけ覚醒効果が出るまでのタイムラグが長くなってしまいます。

コーヒーナップの昼寝は完全に眠れなくてもOK。ウトウトまどろむ程度でも十分に効果があります。逆に、30分以上寝てしまうと深い眠りに入ってカフェインの覚醒作用が働かなくなり、逆効果になるので寝過ぎには注意が必要です。

カフェインは夜は早めにシャットアウト、昼はコーヒーナップで昼寝を有効活用。カフェインとの上手な付き合い方を覚えて、夜と昼、トータルで質の高い睡眠を手に入れてください。

▼晩酌は就寝の4時間前までに——「酔って寝落ち」のリスク

なかなか寝つけない夜は、「ちょっと1杯飲もうかな」とお酒に手が伸びる——。その気持ち、わからなくはありません。また、何かとストレスが多い現代社会、心配事を抱えて「お酒を飲まないと眠れない」という人もいるでしょう。

でも寝る前に飲むお酒、いわゆる「寝酒」も、その後の睡眠の質を大きく下げてしまうことがわかっています。

たしかにお酒を飲むと、寝つきはよくなります。寝入るまでの時間は短くなるのですが、深くぐっすりとは眠れなくなります。

体内でアルコールの分解が進むと「アルデヒド」という物質ができるのですが、このアルデヒドには脳を刺激して睡眠の邪魔をする覚醒作用があるため、眠りが浅くなって途中で目を覚ましやすくなります。さらに利尿作用が高まって途中でトイレに起きるなど、眠りの分断も起こりやすくなります。

酔っ払って眠り込んでいる状態は、睡眠ではなく〝気絶している〟ようなものだと指摘する専門家もいるくらいです。

だから長く寝たつもりでも頭はボーッとしているし、疲れも取れない。これで寝た意味があるのかというぐらい、睡眠の恩恵を受けることができないのです。


また、睡眠中の体のなかでは成長ホルモンや脳内物質などの働きで細胞の修復や再生、脳内の掃除といった全身のメンテナンスが行われています。

ところが寝る直前にお酒を飲むと、肝臓はアルコール分解のためにフル稼働しなければなりません。つまり、本来ならば全身のメンテナンスに使うべきリソースを、直前に割り込んできた〝余計な作業〟に投入せざるを得なくなるということになります。

当然、メンテナンスの作業効率は下がり、その結果、体の疲れが取れずに翌日まで残ってしまいます。

寝酒の力を借りて眠りに就いたはいいけれど、アルコール分解による〝リバウンド〟で、逆に睡眠の質はダダ下がりしてしまうのです。

アルコールの分解能力には個人差や体格差がありますが、例えば体重60キロの人なら、ビール中びん1本のアルコールを体内で分解するまで約4時間かかると言われています。

こうしたデータから考えても、睡眠の質を下げないようにお酒を飲むなら、ベッドに入る4時間前までには晩酌を済ませることが望ましいでしょう。

▼「ハーブ＆スパイス」で不安軽減と安眠を

ぐっすり眠るために、食生活に「ハーブ」を取り入れようと考える人も多いでしょう。

ハーブには、睡眠に直接作用しなくても、不安感やストレスを軽減することで、安眠に誘う効果があるものがいろいろあります。

香りと睡眠については寝室環境の項でも触れましたが（↓P134）、ここでは食事に関わる睡眠改善効果が高いハーブ&スパイスをご紹介します。

◆ラベンダー

眠りを誘う香りとして寝室や寝具での活用をおすすめするラベンダーは、食においても快眠・安眠をもたらすハーブの代表格。食用のラベンダーオイルを摂取することで睡眠の質が改善されることも研究で証明されています（香りづけ用のエッセンシャルオイルは飲用不可）。

ある研究で、不安障害を持つ人212名の男女を「ラベンダーオイルのサプリ80ミリグラムを飲んだグループ」と「飲まなかったグループ（偽薬の摂取）」に分け、10週間後、不安レベルや睡眠障害レベルの変化状況を調べるという実験が行われました。

その結果、**ラベンダーサプリを飲んだグループは、飲まないグループに比べて不安レベルが減少し、その影響で睡眠の質も改善されていた**ことがわかりました。

ただ、ラベンダーサプリがダイレクトに睡眠の質を高めたのではなく、不安によるストレスが軽減したことで、結果的にぐっすり眠れるようになったということです。

実験ではサプリですが、ご家庭ではハーブティーやラベンダーオイルを活用することで手軽に摂取できます。不安やストレスが原因の不眠に悩む人におすすめです。

◆エキナセア

免疫改善に効果があるとされるハーブですが、実際の効果としては少し怪しいというデータが出ている研究も少なくありません。ただ、別の研究ではエキナセアが不安感の軽減には使えるのではないかということが示されています。

エキナセアについては、不安を抱えている男女64人を集め、7日間にわたって行ったランダム化比較試験（RCT）があります。被験者を、

・1日80ミリグラムのエキナセアのサプリメントを摂取するグループ
・同量の偽薬を摂取する（＝エキナセアを摂取しない）グループ

に分け、7日間の摂取期間終了後も追跡調査を行って、両グループのメンタルや睡眠の質を比較したというもの。

その結果分、**エキナセアを摂取したグループは不安が著しく減少して、摂取をやめて数週間経っても、不安の軽減効果が持続していた**ことがわかりました。

エキナセアには脳のカンナビノイド受容体という箇所に影響を与える物質が含まれています。その作用によって不安が軽減され、リラックスする効果が現れたのではないかと推測されています。

この実験結果は7日間の摂取で得られたもので、もっと長期的に摂取したケースについてはわかっていませんが、エキナセアは比較的安価なハーブなので、ハーブティーやサプリメントなどを試してみる価値はあるかもしれません。

◆サフラン

多くの人が思いつくパエリアやブイヤベース、サフランライスなどに使われる「サフラン」も睡眠の質改善に効果があるとされるハーブです。サフランには非常に高い抗酸化作用があり、アンチエイジング効果も期待されています。

ある研究で、睡眠の質、うつ病の程度、不安レベル、体内の炎症に関するサフランの効果について、これまでに行われた数々の研究をまとめてトータルで解析するメタ分析が行われました。

その結果、サフランを摂取すると主観的な睡眠の質を評価するPSQI（ピッツバーグ睡眠質問票）というテストの点数が高くなり、さらにうつ病の指標になるBDI（ベックうつ病自己評価尺度）の結果も改善していたといいます。

ただ、この実験では睡眠の質が上がって抑うつ傾向は下がるけれど、不安レベルや体内炎症には目立った違いが確認されませんでした。このあたりはまだ疑問点も多く、追加研究も求められるところではあります。

とはいえ、サフランを摂取することで睡眠の質が上がることは実証データとして間違いなく報告されているので、不眠に悩む人は、食事にサフランを使った料理を取り入れてみるのもいいでしょう。

まとめ

「寝る前のキウイ」「冷やした塩茹でジャガイモ」「カフェイン」「ハーブ＆スパイス」を食習慣に上手に取り入れて、安眠を。

「運動習慣」を見直す

▼昼の「NEATレベル」を高めて眠りを変える

運動するとよく眠れる。こう実感している人は多いと思います。思い切り体を動かして汗を流せば、その疲れで夜はベッドでバタンキュー。気がつけば朝という経験は誰にでもあるでしょう。

国内外のさまざまな研究によって、適度な運動が睡眠の質を高めること、運動習慣のある人は不眠や睡眠障害になりにくいことが明らかになっています。ただ、良質な睡眠を維持するには、1回の運動、今日だけの運動ではなく、習慣的な運動を継続することが大事だとされています。

私は日常的に「ＨＩＩＴ（ヒット／高強度インターバルトレーニング）」といった短時間での激しいトレーニングをしていますが、一般的に「睡眠の質を上げるため」と考えるなら、そこまで多くの運動量は必要ありません。ウォーキングやジョギング、ヨガやストレッチなどで軽く汗をかく程度の運動でも、習慣にすることで睡眠は違ってきます。

ただ、「そういう運動はいつも三日坊主で、続いた試しがない」という人も多いでしょう。そういう人にこそおすすめしたいのが、「ＮＥＡＴレベルを高める」という運動アプローチです。

NEATとは「非運動性熱産生（Non-Exercise-Activity Thermogenesis）」のこと。

ウォーキングやジョギング、筋トレ、水泳、テニス、ストレッチなど健康維持や体力向上のための運動以外の、通勤や家事、移動のための歩行や階段の昇り降りといった日常生活での活動で消費されるエネルギーを指します。

私たちの一般的なカロリー消費量は、1日1500〜2000キロカロリーくらいなのですが、そのほとんどが基礎代謝（人が生きるために最低限必要なエネルギー消費）とNEAT（非運動性熱産生）によるものです。

がっちりランニングしようが、必死に筋トレをしようが、それで消費されるカロリー量は300〜500キロカロリー程度ですから、NEATと基礎代謝の消費カロリーの方が大きいわけです。

ですから、日中の運動の習慣化が難しいのなら、**普段から意識して日常生活のなかでの活動量を増やす（＝NEATのレベルを高める）ことでも、睡眠の質は向上させられる**のです。

「NEATレベルを高める」などと言うと何だか難しそうに思えますが、やることは至って簡単です。例を挙げてみましょう。

- **通勤や通学時には歩く時間を増やす（ひと駅歩くなど）**
- **普段からエレベーターではなく階段を使う**
- **オフィスではあえて遠くの（別フロアの）トイレを使う**

・日々の買い物は、少し離れたスーパーまで歩いて行くようにする
・マンションなら、ゴミ出しなどでも階段を使う

デスクワークが中心の人や、このコロナ禍で在宅勤務が増えている人なら、
・仕事をするときは、基本、イスに座らずに立って作業する
（私も自宅で作業するときは立って行っています）

自宅で犬を飼っている人なら、
・毎日の犬の散歩の時間を少し長めにする
でもよいでしょう。

――つまり「NEATレベルを高める」とは、日常生活のなかで意識的に体を動かす時間をつくる（増やす）ということ。これならハードルは一気に下がりますよね。

意識してNEATレベルを高くすれば、500〜1000キロカロリーぐらいは消費カロリーが違ってくることがわかっています。

夜寝付きにくい、寝ても眠りが浅いという人にとって、昼の生活を見直すことは非常に重要です。昼間の過ごし方次第で、その日の夜の眠りが左右されます。

毎晩の快眠のために、明日からNEATレベルアップ作戦を始めてみてください。

▼リズム運動でメラトニンの原料を確保する

自然な睡眠に欠かせないホルモンであるメラトニン（↓P48）は、「セロトニン」という神経伝達物質を原料として生成されています。

セロトニンは「幸せホルモン」とも呼ばれ、精神の安定や、集中力、楽しく幸せな気分をもたらします。セロトニンは朝日を浴びることで分泌が活性化します。その後、夕方になると、そのセロトニンを原料にしてメラトニンがつくられ、夜にはメラトニンの分泌が高まって眠気が誘発されます。

つまり、**夜にメラトニンの大量分泌を促すには、その材料であるセロトニンを日中にしっかり分泌させて確保しておく必要がある**のです。

そして、セロトニンの分泌を促すもうひとつの要素が適度な「リズム運動＝リズムを感じる運動、リズミカルな運動」であることがわかっています。

リズム運動と言ってパッと頭に浮かぶのはダンスやエアロビクスだと思います。

「ダンスなら得意、大好き」」という人もいれば、「踊るなんて恥ずかしい」「リズム感がないからできない」と二の足を踏む人もいるでしょう。

得意な人ならば、ぜひ積極的にダンスやエアロビクスなどを生活に取り入れてください。

では「そんなの無理」という人はどうすればいいか。

心配いりません。リズム運動といっても、そこまでハードでなくてもいいんです。

例えば、

- ・ウォーキングをする際に「イチニ、イチニ」とリズムをつけて歩く
- ・ヨガやストレッチで「吸う、吐く」の腹式呼吸をリズムを意識しながら行う
- ・サイクリングで一定のリズムやテンポを感じながら自転車をこぐ
- ・「ロデオボーイ」などの電動乗馬マシンに乗る

・リズミカルに、負荷の軽い筋トレをする

などでもＯＫです。さらに言えば、リズムに乗ってカラオケを歌う、ゲームセンターで「太鼓の達人」などのリズムアクションゲームをするなども、リズムを感じて行う運動になります。

また「よく噛む」こともリズム運動になるため、食事をよく噛んで食べたり、ガムを噛むのもおすすめです。

このように**「リズミカルに体を動かす」**行動がセロトニンの分泌を促進し、その日の夜のメラトニンの原料の確保につながるのです。

まとめ

「昼の日常生活での運動量（ＮＥＡＴレベル）」を高めたり、「リズムを意識して体を動かす」ことが眠りの質を向上させる。

眠れない理由、「LINE」でわかる説

「折り合いの悪い上司との関係に悩んで眠れない」
「恋人の行動に疑念を感じて眠れない」
「ママ友との付き合いに気を遣い過ぎて眠れない」
――人間関係で悩む人が眠れなくなるケースはよくあります。

今現在は具体的な悩みがないという人も、こんなストレスフルな世の中では、その〝予備軍〟である可能性も否定できません。

事実、普段の人間関係の在り方が睡眠の質に少なからず影響を与え、不眠や睡眠不足の原因になっていることがわかっています。

中東工科大学の研究チームが35〜86歳の698名のカップルを対象に、ある調査を行いました。それは、被験者全員から「パートナーの性格やキャラクター、関係性、そして自身の睡眠の質」などを聞き取り、比較分析するというものです。

調査の結果、「レスポンシブルなパートナー」がいる人ほど、夜ぐっすり眠れていることが判明しました。

「レスポンシブルなパートナー」がいる人ほど夜ぐっすり眠れる

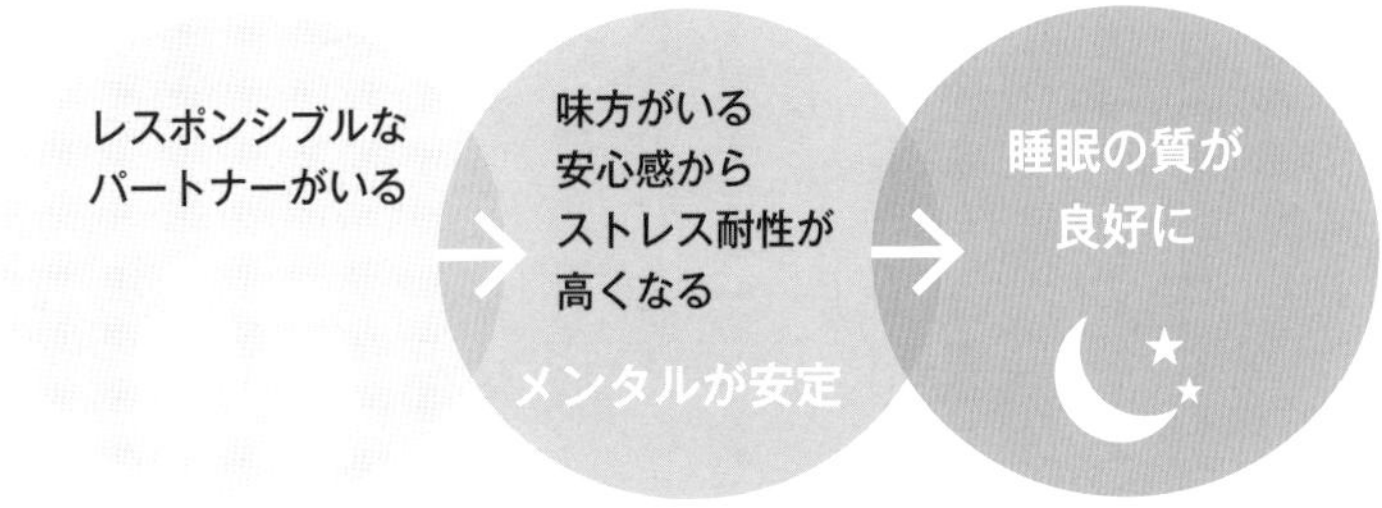
レスポンシブルな
パートナーがいる
味方がいる
安心感から
ストレス耐性が
高くなる
メンタルが安定
睡眠の質が
良好に

良好なパートナーの存在が不安を低減させ、メンタルの
穏やかな安定をもたらすため、睡眠の質が上がる。

レスポンシブルなパートナーとは「共感力が高くて自分を気にかけてくれたり、面倒見がよくて助けてくれる家族や友人、知人、恋人、仕事仲間」「一緒にいると安心できる、頼りになる、自分の気持ちをわかってくれる人」のこと。

こうした**レスポンシブルなパートナーがいる人は、自分の〝味方〟がいるという安心感から不安レベルが非常に低く、ストレスへの耐性も高い傾向があります。**

さらにメンタルが安定していて、過度に興奮することもあまりありません。たしかに、些細なことで激昂《げっこう》してヒステリックになる人は、他者と〝レスポンシブルな関係〟を持てないでしょう。

レスポンシブルなパートナーの存在が、不安を低減させ、メンタルの穏やかな安定をもたらし、結果として睡眠の質が良好になると考えられるのです。

ストレスを減らしてくれる人間関係も、睡眠の質を左右する大きなポイントになるということです。

別の研究では、睡眠不足を訴えている10代の若者を対象に調べたところ、その多くは家族関係に問題を抱えていたり、心を許せるレスポンシブルな友だちがいなかったりだったといいます。これも、人間関係が不眠の原因となる可能性を示唆する調査結果と言えるでしょう。

あなたには、不安なとき、悩んでいるとき、嫌なことがあったとき、「会いたい」と思う人がいますか？

もし今、あなたが眠れなくて悩んでいるなら、あなたの『LINE』アプリのトーク画面を開いてみてください。恋人や親しい友だち、仕事仲間など、最近よく連絡を取り合っている人はトークリストの上方に表示されているはず。

トークリスト上位にいる人たちが自分にとって〝レスポンシブルな人〟かどうかを、今一度、冷静に考えてみましょう。

「よく飲みには行くけど、あまり立ち入った話をする間柄じゃない」

「仕事上の付き合いは多いけど、プライベートはよくわからない」

「おもしろいヤツだけど、口が軽そうだから秘密の話はできない」

そんな人が多いようなら、その睡眠不足は人間関係に何かしらの原因がある可能性も。

生活習慣の改善だけでなく、「レスポンシブルな人間関係づくり」に意識を向けてみることも必要かもしれません。

CHAPTER 4

心地よくストンと寝入る5つの「ナイトルーティン」

深部体温を操る

▼「深部体温下げ」で人は眠くなる

睡眠を誘発する重要な「スイッチ」となるのが「体温」です。

体温には体の表面の体温を指す「皮膚温」と、体の中心部の体温を指す「深部体温」の2種類があり、両者のバランスは睡眠とも密接に関わっています。

体温は常に一定ではありません。

日中、自律神経のスイッチがオンになって脳や臓器の活動が活発になると、体の中心部に血流が集まって皮膚温は下がり、深部体温が高くなります。

それが夜になると、体の中心部に集まっていた血流は体の表面（皮膚）に広がる毛細血管に拡散され、そこで熱を放散。そのため皮膚温が上がり、深部体温は低くなります。

そうすることで日中の活動で疲れた体はクールダウンされ、休息状態になるのです。

人にもよりますが、深部体温には昼と夜とで1度くらいの差があります。午後2〜4時頃がもっとも高く、夕方から夜になると徐々に下降に転じて、深夜2〜4時頃にもっとも低くなります。


そしてもっとも重要なのは、私たちの体には「深部体温が下がると眠くなる」性質があるということ。**皮膚の表面から熱が放散されて深部体温が下がることで、体がリラックスモードに切り替わり、眠気が誘発されるのです。**

わかりやすいのが赤ちゃん。「おねむのサイン」と言われますが、赤ちゃんのほっぺが紅潮し、手足が温かくなるのは、深部体温を下げるために皮膚の毛細血管から熱が放散されることで起こる現象です。

表皮体温と深部体温の1日の変化

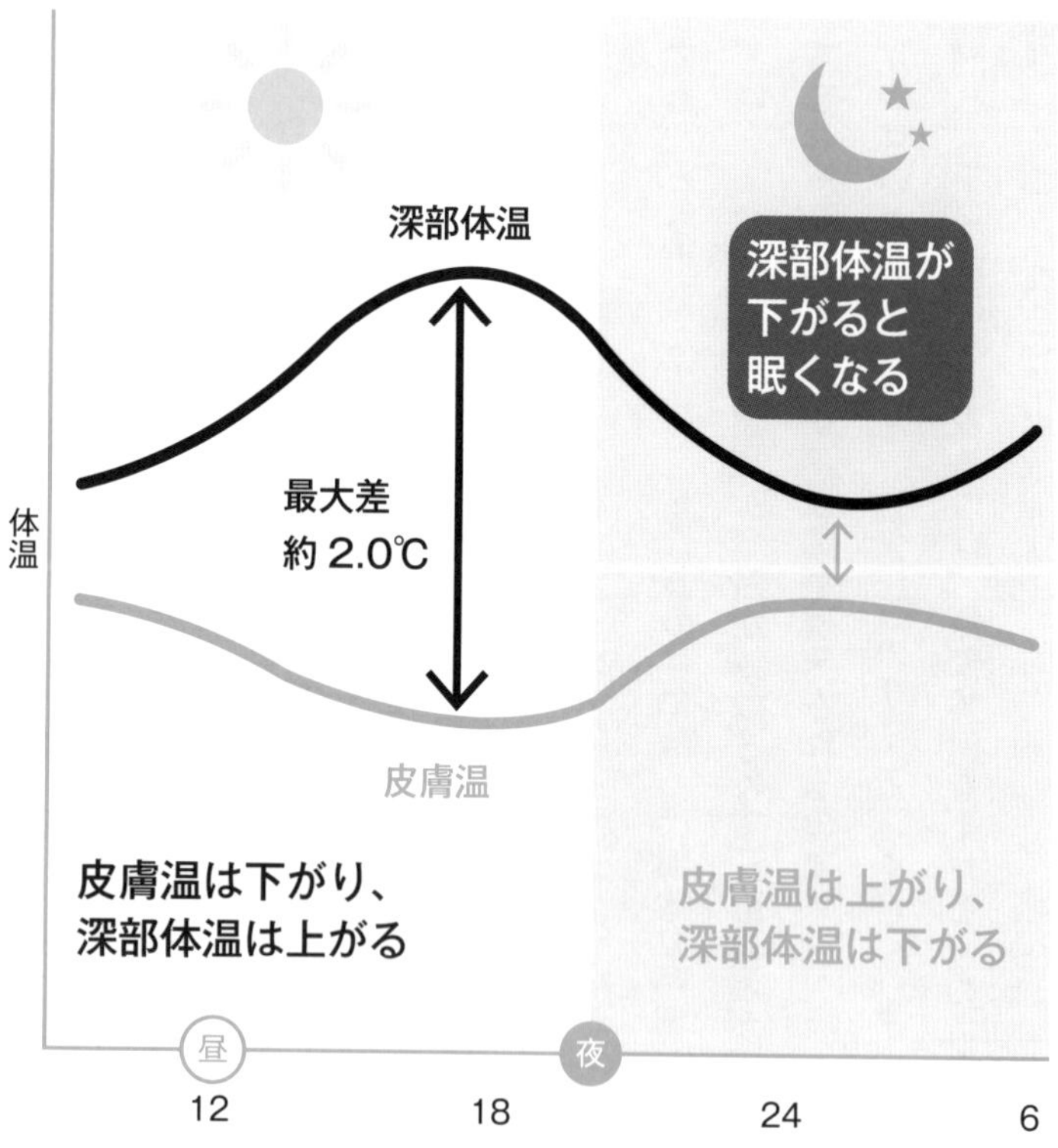

深部体温は就寝に向けて下がり始め、深部体温と皮膚温の差が小さくなるほど、眠気が強まる。

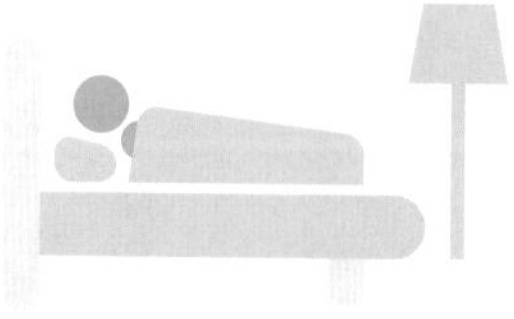

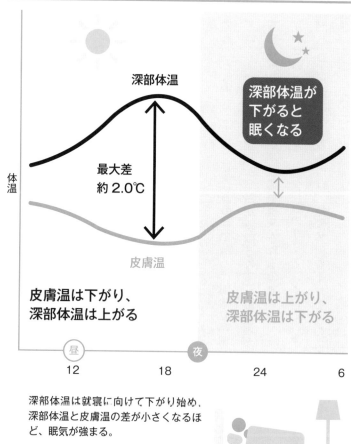

もちろん成人である大人も同じ。ですから、「夜、手足が冷えて眠れない」という人は、血流が悪くて体の中心に集まった血液がスムーズに皮膚の毛細血管に広がらず、皮膚温がしっかり上がらないことに原因があると考えられます。

このように、スムーズに心地よく眠りに就くためのポイントは、深部体温のコントロールにあります。そこで、

「いかに夜、皮膚温を上げて熱を放散し、深部体温を下げるか」という体温の〝意図的な上げ下げ〟を意識したアプローチが重要になるのです。

▼「ぬるめの風呂に30分」で深部体温に落差をつける

ゆっくりお風呂に入ってぐっすり眠る――夜の入浴は体の汚れを落とすだけでなく、睡眠を誘発する「体温の上げ下げ」においても非常に有効な生活習慣です。

「深部体温が下がるときに眠くなる」のならば、寝る前にもう一度「深部体温の落差」をつくってあげれば、よりスムーズな寝つきを誘発できるということ。

そのために最適な手段が「入浴もしくはシャワー」なのです。

アメリカのテキサス大学などが行った「睡眠効果を最大化する入浴（アメリカなのでシャワーですが）のタイミング」についての分析があります。具体的には、5332件にも及ぶ先行研究から信頼度が高い17件の研究を抜粋し、そのデータを検証分析したもの。そしてその研究分析から、次のいわゆる「寝る前の入浴のガイドライン」が導き出されています。

①お湯の温度は40～42度がベスト

熱過ぎるお湯だと交感神経が刺激されて、かえって目が冴えてしまいます。また、ぬる過ぎると風邪をひくおそれがあります。

②入浴やシャワーは就寝の1時間半前くらいがベスト

体が温まってから深部体温が下がるまでには90分くらいの時間を要します。ですから入浴後すぐだと、まだ深部体温は上がったまま。これでは睡眠が誘発されません。

眠気を誘う入浴法のポイント

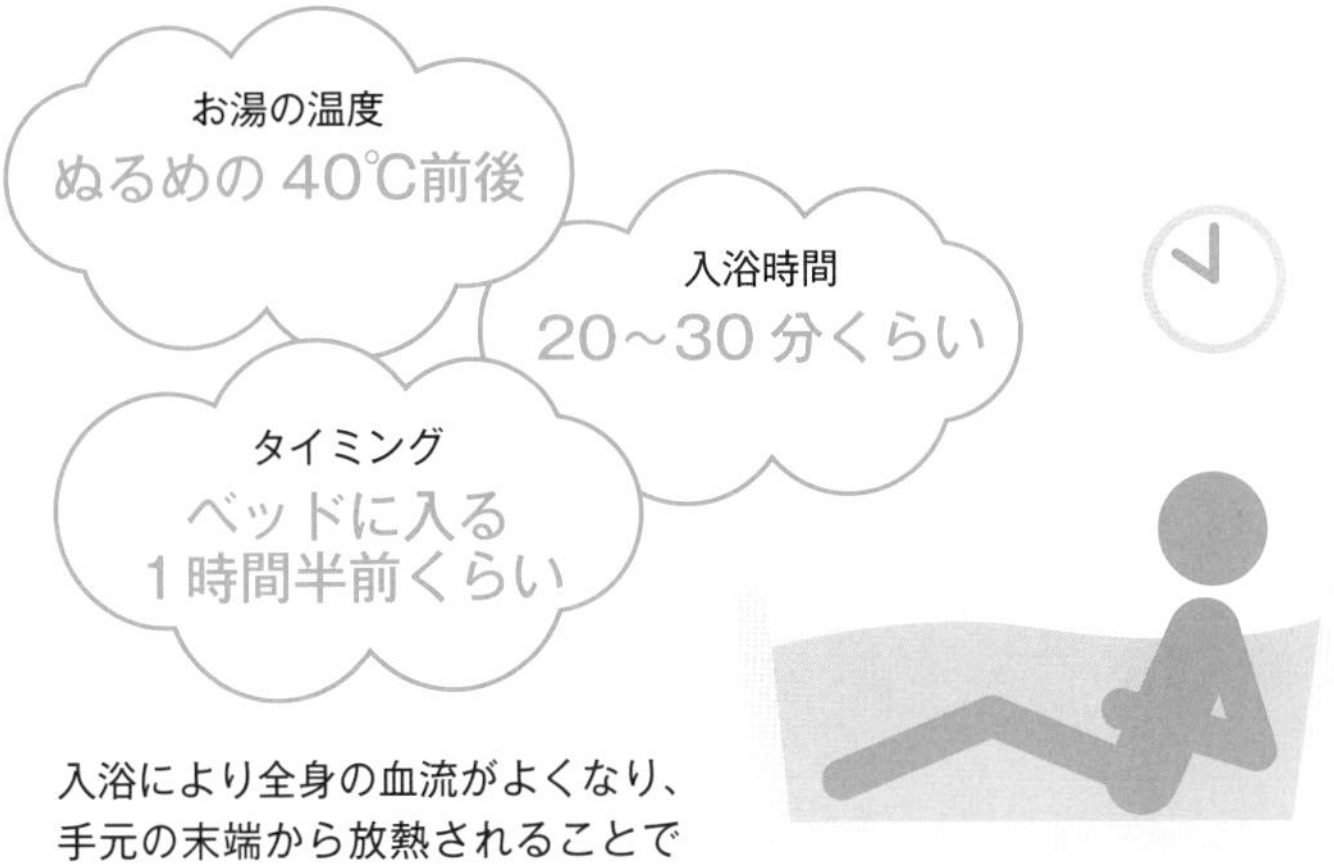

入浴により全身の血流がよくなり、
手元の末端から放熱されることで
深部体温が下がり眠たくなる。

お風呂から上がって1時間くらいしてからベッドに入るのが、深部体温が再び下がり始めるいい頃合いと言えます。

このガイドラインを守って入浴する（シャワーを浴びる）と、入眠までの時間が普段よりも10分ほど短くなるのだとか。

寝る1時間半前に入浴すると全身が温められ、血行がよくなって血流が手足の末端に行き渡ります。末端は放熱効果が高いので、そこから一気に熱が放出されます。それによって深部体温が再び下がり始めるのです。体が温まり、放熱効果が生まれ、深部体温が下がるという体温調整メカニズムが起動するんですね。

お湯に浸かって全身を温めるという日本の入浴習慣に合わせて言えば、もうひとつ、

③入浴は「20～30分くらい」かけてゆっくりと。

というガイドラインを加えてもいいと思います。

皮膚温だけ上げるのではなく、体の芯までしっかり温まって深部体温を上げることが大事になります。〝カラスの行水〟ではあまり意味がないということです。

忙しいときほど睡眠の質を重視して、入眠メカニズムを起動させるために寝る90分前には、30分は無理でも、たとえ10分でもいいからお湯に浸かる。もしくはしっかりシャワーを浴びて体を温める。

面倒くさがらずにそうした意識を持つことが〝賢者の睡眠法〟なのです。

▼寝室の温度は「深部体温下げ」を妨げない範囲で

夏は暑過ぎてなかなか寝付けず、睡眠不足になる。かといって寝苦しさに耐えかねてエアコン全開、しかもつけっぱなしで寝ると、逆に体調を崩してしまう。

冬は冬で寒過ぎて眠れない。でも暖房をつけたまま、電気毛布などを使ったままだと、今度は暑くなり過ぎて寝付けない。

体温と心地よい寝付きとの関係を考えるとき、「寝室の温度設定」も避けては通れません。

私たちが寝つくときには、体の表面に血流が集まって皮膚体温が上がり、そこから放熱されることで深部体温が下がっていく――これは何度もお伝えしたとおりです。

しかし、真夏の熱帯夜のように寝室の温度が高くなり過ぎると、皮膚からの放熱がスムーズに行われず、深部体温が下がりにくくなり、眠れなくなります。

こうした場合、やはり頼りになるのは冷房です。**26～27度くらいの温度設定で室温を下げ、放熱されず体の中にたまった熱を外に逃がして深部体温を下げましょう。**

気をつけるべきは、「室温の下げ過ぎ」と「つけっぱなしで寝る」という行為です。いくら涼しいからといってキンキンに冷やしたり、冷房をつけっぱなしで室温が下がったままだと、冷気によって表皮の毛細血管が収縮し、血流が滞って体から放熱する機能に支障をきたしてしまいます。かえって眠れなくなるのです。

室温設定は適温にして、タイマー機能を有効活用すること。タイマーを使うなら、第2章でもお伝えした**「ノンレム睡眠―レム睡眠のサイクル」に合わせて「90分単位で1～2回分」、長くても3時間でオフになるようにセットするといい**でしょう。

また、室温だけでなく部屋の湿度が高過ぎても、やはり深部体温が下がりにくくなります。蒸し暑くて眠れない夜、とくに冷房が苦手という人は、エアコンの「除湿」機能や除湿器も上手に活用することをおすすめします。

逆に真冬の寒い時期ですが、こちらは部屋の暖め過ぎに要注意です。深部体温が下がらないと寝付きがよくならないのは、寒い冬でも変わりません。

ガンガンの暖房や、湯たんぽや電気毛布などの過度な使用も、快眠を考えたら逆効果。夏の暑い夜と同じ理屈で、室温が上がり過ぎると放熱が上手くいかず、深部体温が下がりにくくなって寝つきが悪くなります。

ベッドに入っても寒いと感じるのは最初だけ。いざ入ってしまえばすぐに自分の体温でヌクヌクと寝床が温まってきます。

最初のヒンヤリが苦手という人は、湯たんぽなどでベッドに入った瞬間だけ温かくしておき、すぐに外してしまいましょう。

寒さが苦手な人や冷え性の人に多いのが「靴下を穿《は》いたまま寝る」という習慣です。温かくて気持ちよさそうに思いますが、これもＮＧ。

寝る直前まで靴下で足を温めておくぶんにはいいのですが、ベッドに入って寝るときまで靴下で足が覆われたままだと、足からの放熱が妨げられ、深部体温が下がりにくくなってしまいます。

▼夕食の「辛いフード」が深部体温を下げる

夜の深部体温コントロールには、夕食も重要なファクターとなります。深部体温を下げて心地よく眠りに落ちたい夜におすすめしたい夕食メニューは、ずばり、「辛《から》いもの」です。

唐辛子や山椒、キムチ、スパイスなどの食材を使った辛い料理——麻婆豆腐、カレー、担々麺、チゲ鍋など——を夕食に食べると、寝つきがよくなります。

「汗をかきながら辛いものなんか食べたら、逆に体温が上がっちゃうんじゃない？」と思うかもしれません。

たしかにその瞬間は一時的に深部体温が上がります。ただし上がった深部体温は、そのあと一気に下がっていきます。急に上がった深部体温に脳が反応して、深部体温を下げようとするんです。

一度上がって、また下がる——これは先の「夜の入浴」と同じ理屈。**辛い物を食べることで生まれた「深部体温の落差」が睡眠を誘発して、心地よい眠気をもたらして**

くれるのです。

同じ理由で鍋料理などの温かいものも、寝つきがよくなる夕食メニューになります。

ちなみに私は、ブログや「ニコニコ動画」、「ＹｏｕＴｕｂｅ」などで、何度も「昼にカレーを食べる人を雇うな」「ビジネスマンはランチメニューで辛い料理を選ぶな」とお伝えしてきました。その理由がまさにこれ。つまり、眠くなっちゃうんです。

昼間にカレーや辛いものを食べると体温の上げ下げが起き、体が睡眠に最適な〝おやすみモード〟になります。夜ならばぐっすり眠れますが、昼だと午後のパフォーマンスが圧倒的に低下してしまうんですね。

ですから、辛いもの好きな人も平日のランチではガマン。お楽しみは、おいしく食べられてぐっすり眠れる夕食までとっておきましょう。

▼「夕方〜早めの夜の運動」で体温をコントロールする

深部体温の上げ下げという快眠アプローチには「運動」も関わってきます。

運動によって上がった深部体温が一気に下がることで眠気がもたらされるという理屈は同じなのですが、気をつけたいのは「運動の程度」と「運動する時間」です。

夜更けになってからハードめな運動をすると、深部体温が上がる以上に交感神経が刺激されて脳が冴えはじめ、かえって眠れなくなってしまいます。

ランニングやジョギング、筋トレといった息が上がるような激しめの運動をするなら、夕方から夜早めの時間帯がベスト。遅くともベッドに入る3時間くらい前には終わらせておきましょう。夜11時に寝るのなら午後7〜8時頃までには運動を済ませます。このくらいのタイミングならば、運動後の深部体温の上げ下げで誘発される眠気の恩恵を効果的に受けることができます。

もし夜中に目が覚めたまま眠れなくなったという場合も、寝床でストレッチなどをして軽く体を動かすとリラックス効果がある上に、血行もよくなって寝付きやすくなります。ただし、あくまでも軽めで。ここでしっかりめの運動をしてしまうと逆に頭が冴えてそのまま朝まで——なんてことになりかねません。

また考えようによっては、セックスも〝夜の運動〟と言えます。「最近、寝つきが悪くて——」というときは、夜早めにパートナーと激しいセックスをして深部体温を上げるのもありかもしれません。

セックス後は一旦ベッドから出てしばらくリラックスタイムを過ごし、深部体温の低下とともに訪れる眠気に合わせて寝る。これも快眠テクニックのひとつになり得ます。

まとめ

「ぬるめの風呂」「寝室の温度」「夕食の辛いフード」「早めの夜の運動」で深部体温を意図的に上げ下げして〝おやすみモード〟に。

ナイトルーティン 2

全身を緩める——米軍お墨付きの超絶入眠テクニック

▼米兵も瞬時に寝落ち!?——「力んで緩めて2分で熟睡」

2つめのナイトルーティンとして紹介するのは、アメリカの陸上競技のコーチであり、心理学の教授でもあるバド・ウィンター氏が提唱し、米軍も採用したという驚きの入眠テクニックです。

死と隣り合わせの恐怖と緊張、耳をつんざく轟音、爆音、体が持っていかれるような振動——圧倒的に高ストレスな状況下に置かれることが多い軍人は、その環境ゆえに不眠症になる人が非常に多い職種と言われています。

寝なきゃいけないのに眠れない――そんな極限状態で不眠に悩む米軍兵士たちの睡眠をことごとく改善したのが、次の方法なのです。**実際にこの方法によって、米軍パイロットのなんと96%が、機銃掃射の音が鳴り響く場所でもわずか120秒以内に眠れるようになった**と言います。

そんな超絶入眠テクニックのやり方は驚くほどにシンプルで簡単。以下にそのプロセスを紹介しますので、みなさんにぜひ試していただきたいと思います。

基本的には、横になって体のいろいろな部分に対して「力を入れては緩める」という動きを繰り返す――それだけです。

大事なのは、思い切り力を入れ、その後に最大限にリラックスすること。試しに、思い切り強く、10秒くらい手を握りしめてからパッと開いてみてください。スーッと力が抜けていくのがわかると思います。最大限に緩急をつけるというこの動きを、全身で行うわけです。

この睡眠法のプロセスは、次の5つのステップに分かれています。

◆基本姿勢

仰向けに横になり、できるだけ全身の力を抜いてください。すべての動きは呼吸をしながら行います。ゆっくり息を吸いながら力を入れ、ゆっくり息を吐きながら力を抜いていく感じです。

◆ステップ1：足のリリース

まずは足。自分の利き足から行います。足を自然に伸ばします。

足裏をリラックスさせるために足の指を「グー」をつくるように縮めて力を入れ、10秒数えたらパッと開いて脱力します。

次に脛《すね》やふくらはぎ周辺をリラックスさせるために、足の甲を脛の方にそらして力を入れ、やはり10秒数えたら脱力して緩めます。これをもう片方の足でも行います。

◆ステップ2：腕のリリース

そして腕も、自分の利き手の方から。仰向けになって自然に伸ばし、腕が自重で床に沈むようなイメージで脱力します。腕を伸ばしたまま、指をギューッと10秒握りしめてから開くと、手のひらから指、腕までふわっと力が抜けていきます。これをもう片方の腕でもやります。

◆ステップ3：肩のリリース

次は肩に意識を向けます。息を吸いながら両肩の肩回りに力を入れ、次に息を吐きながら力を抜いて緩めていきます。肩が自分の体の重さだけで床に沈んでいくようなイメージで、ダラリと脱力してみてください。

◆ステップ4：顔のリリース

次は顔の筋肉です。顔のすべてのパーツ（目や鼻、口など）を顔の中心に寄せるようなイメージで顔全体に力を入れてください。こうすると、顔の表情筋のほとんどに満遍なく力が入ります。

次に、力を入れた顔のすべての筋肉を緩めてリラックスさせます。眉間《みけん》にシワを寄せないようにして、舌も、アゴも、唇も、目のまわりの筋肉も、顔のあらゆるパーツを緩めて力みを取っていきます。

とにかく、全身の筋肉の力みをなくすことが最大ポイントです。

慣れてきたら、より細かい筋肉別に力みと脱力をやってもいいでしょう。利き足（つま先、足裏、脛、ふくらはぎ、ふともも）、もう片方の足、利き腕（二の腕、手のひら、指）をやってもう片方の腕、さらに腹筋や胸筋、肩、首と顔ですね。意識する筋肉を小分けするほど、眠りに落ちやすくなります。

◆ステップ5：思考のリリース

ここまでのステップの途中で眠ってしまっても全然かまいませんが、最後に10秒だけ「何も考えない」時間をつくります。あれこれ余計なことを考えるとそれだけで筋肉に力が入ってしまうため、一切の思考を停止し、頭のなかを空っぽにするのです。

- **湖に浮かべたボートに横たわって空を眺めているイメージを持つ**
- **10から0までなるべくゆっくりゆっくりカウントダウンする**
- **頭のなかで「何も考えない」「何も考えない」と10秒間繰り返す**

といったやり方で力の入った頭を脱力できます。

超絶入眠テクニック

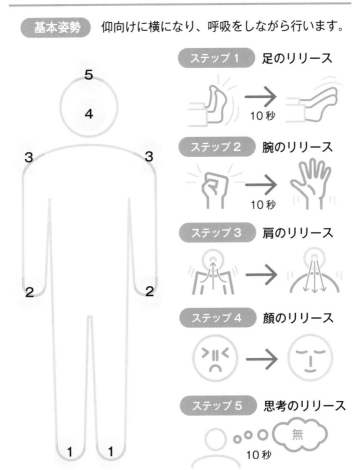

基本姿勢　仰向けに横になり、呼吸をしながら行います。

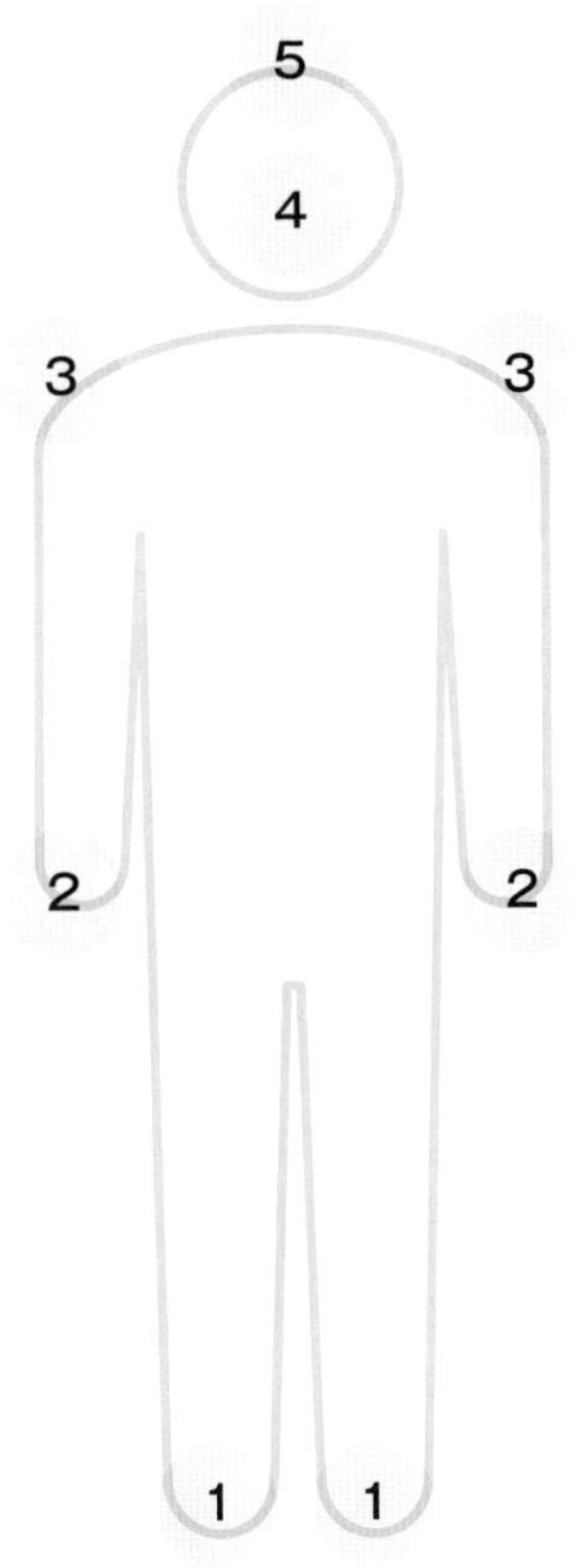

ステップ1　足のリリース

ステップ2　腕のリリース

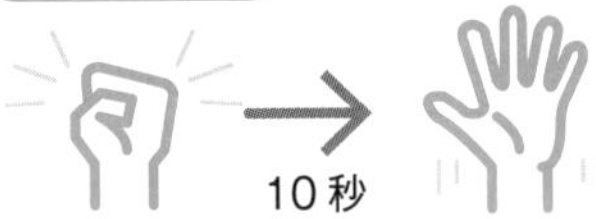

ステップ3　肩のリリース

ステップ4　顔のリリース

ステップ5　思考のリリース

人が心地よく眠りに就くには、フィジカル的にもメンタル的にもリラックスすることが不可欠です。とはいえ、メンタルのリラックスはなかなか難しいもの。

足から思考までの5つのプロセスは、まず体の方のリラックスから始めて、意識を体に向けることで、心（頭のなか）を無にしてメンタル的ストレスもいっしょに取り払ってしまおうという方法なのです。

過酷な状況下に身を置く米兵たちでさえ、あれよあれよで夢のなか――そんな効果テキメン、なおかつ誰でも簡単に実践できる超絶入眠テクニックを、ぜひ毎晩のルーティンにしてください。

まとめ

体とメンタルのストレスを取り払い、安眠に誘う
力んで緩めるだけの5ステップを、毎晩のルーティンに。

デジタルデトックス──ベッドでスマホを眺めない

▼寝る前のスマホは睡眠の「毒」になる

美容や健康分野でよく耳にするデトックスには「解毒」という意味があり、体内に溜まって悪影響を及ぼす老廃物や毒素を意図的に体外に排出することを指します。最近では、もっと広義に捉えて「体にとって害毒となるものが体内に侵入するのを防ぐこと」までをデトックスに含むという考え方もあります。

そして──。

この本のテーマである「睡眠」にも、毒素を排除するというデトックスの発想は大いに役に立つと私は考えています。

では、睡眠の悩みを持つ現代人が、寝る前に意図して排除すべき「毒素」とは何か。

それはずばり、「デジタルの刺激」です。

いまや若い人に限らず、中高年やさらに上の世代にとってもスマホは生活必需品になっています。ベッドに入ってから寝るまでの間にSNSをチェックしたり、ネット動画を観たり、ゲームをしたりするのが日課になっている人も多いはず。

スマホやタブレットがとても便利なものであることに異論はありません。しかし、夜、寝る前の使い方次第では、便利なツールも快眠を妨げる「毒」になる危険性が高いのです。


そこで、睡眠の質を上げるための3つ目のナイトルーティンとして紹介するのが「デジタル・デトックス」です。

つまり、就寝前はスマホやタブレット、パソコンなどを見る時間を制限しましょうということ。**デジタルツールとの向き合い方をチェンジすることで、寝つきも睡眠の質も大きく変わってきます。**

ではなぜ寝る前のデジタルの刺激が、毒になってしまうのか。

第3章でもお伝えしたように「ベッドで寝る以外のことをすると睡眠の質を下げる」という事実があります。脳が「ここは寝る場所じゃない」と勘違いしてしまうからです。

そして、現代人、とくに若い人たちがやってしまいがちな「ベッドでする寝る以外のこと」として指摘されているのが、SNSのチェックなのです。

2016年に「Digital Awareness UK」という団体が、2750人の学生を対象にSNSの利用頻度と睡眠状態や睡眠の質を調べたところ、「45%の学生がベッドに入ってから最低10回SNSをチェックしている」ことがわかっています。

「寝る前にスマホをいじっていて、気づいたら朝方になっていた」という経験がある人も少なくないはず。**ベッドに入っても寝ないで、いつまでもスマホを見るという〝余計なこと〟をしている生活習慣自体が、現代人の睡眠に悪影響を与えている可能性がある**のです。

▼メラトニンを抑えるブルーライトで眠気が消える

なぜ寝る前のデジタルデトックスが必要なのか。最大の理由に挙げられるのが、スマホやタブレット、パソコンなどのディスプレイから発せられるブルーライトの影響です。

ブルーライトは可視光線のなかでも非常に強いエネルギーを持っています。**寝る前にその強い光を目にすると、睡眠の誘発に欠かせないメラトニンの分泌が抑制されて、眠れなくなる**のです。ある研究によると、1000ルクスのブルーライト（白色蛍光灯ぐらい）の下に1時間いるだけでも、睡眠に必要なメラトニンの分泌レベルが下がってしまうことがわかっています。また光量が少なくても、浴びる時間が長ければブルーライトによる影響は変わらないそうです（「500ルクスを2時間」は「1000ルクスを1時間」と同じ）。

またブルーライトは、その強さゆえに角膜や水晶体で吸収されず、ストレートに網膜まで届いてしまうため、網膜や視神経は想像以上に強い刺激を受けてしまいます。

スマホの見過ぎは眠れなくなる上に、目にも大きな負担をかけるということ。寝る前のブルーライトをできるだけ〝デトックス〟することは、睡眠の質だけでなく、目の健康にもメリットがあるのです。

▼デジタルデトックスを習慣にする5つのポイント

とはいえ「そう簡単には〝夜スマホ〟をやめられない」という声もありそうです。

そこでここからは、デジタルデトックスをナイトルーティンにするための5つのヒントを紹介します。

①就寝90分前からはデジタルデバイスに触らない

まずは、睡眠の妨げになるデジタル刺激を減らそうという意識を持つこと。理想を言えば、メラトニンの分泌が活性化する夜9時以降はデジタルデバイスから解放される時間にしたいもの。少なくとも就寝の90分前になったらスマホやパソコンの電源はオフにすべきです。

そこで生まれた90分間は、入浴や瞑想などで脳をリラックスさせる行動にあてるようにします。

②スマホは玄関で充電する

「夜9時以降はスマホを見ない」と決めたつもりでも、ついつい手が伸びてしまうのが人の性というもの。ならば、決めた時間になったら「手を伸ばしてもそこにスマホがない」という状況をつくればいいのです。

例えば、夜になったらスマホはリビングや寝室、ベッドサイドではなく、あえて別の場所に置くなど、スマホを物理的に自分から遠ざけてしまいましょう。

おすすめしたいのは「スマホの充電器を玄関に置く」という方法です。夜、帰宅したらスマホはそのまま玄関で充電する。使いたくなったら玄関まで行けばいいのですが、そのうちにわざわざ行くのが面倒になってきます。ベッドに入ってから「SNSが気になるな」と思っても、いちいち玄関まで行かなきゃいけないなら、「明日でいいか」となる可能性が高くなるということ。

思い立ったらすぐ手に届く、そういう場所にデジタルデバイスを置かないことで自然に寝る前の使用頻度が減っていくのです。

③夜はスマホを「機内モード」に

スマホの電源を入れたままで通信機能をオフ状態にする機内モード。文字どおり「飛行機のなかでしか使ったことがない」という人も多いと思いますが、この機能は、デジタルデトックスにもうってつけです。

寝る前になったらスマホを機内モードにして、ネットへのアクセスを強制的にシャットアウト。誰からも連絡がこない、SNSや動画などとは隔離された状況に身を置くことで、デジタル刺激をデトックスするのです。

「もし大事な連絡があったら——」と不安な気持ちもわかりますが、心配ご無用。本当に緊急を要する連絡というのは、そうしょっちゅう来るものではありません。

それに、四六時中機内モードにする必要はありません。デジタルデバイスを遠ざけたい就寝の90分前からで十分です。それだってデジタルデトックスが習慣になるまでの一時期でかまいません。要は、**就寝前に機内モードにすることで、スマホが鳴らない、スマホを気にしない状態に慣れることが重要**なのです。

私も眠れないときや集中したいときは、機内モードにしないまでもスマホの通知機能をオフにしています。スマホに意識が向かないとぐっすり眠れるし、仕事のパフォーマンスが上がるのは、私自身の実体験でもあるのです。

④「不要不急のスマホ」をやめる

これは夜寝る前だけのことではありません。普段から、緊急でも必要でもないのにスマホを見たり、SNSをチェックするのをやめましょう。それが〝悪い習慣〟だと自覚しましょうということ。

スマホを使うと自体が悪い習慣だと言っているわけではありません。誰かに連絡しなきゃいけない、○○を調べよう、△△を購入しよう――など明確な目的があるなら、もちろんOKです。そうではなく、**「何もすることがないから」「なんとなく」という だけで、無意識に開くことがよくない**のです。とくに不眠など睡眠に悩みを持つ人は、常にスマホを使っているという生活習慣を見直すべきだと思います。

何となく、惰性で、無意識に、気がついたらスマホを見ている、使っているという状態は、毎日の睡眠の質の低下に直結するので気をつけましょう。

⑤スマホの使用状況を客観視する

みなさんは、自分が毎日どのくらいスマホを見ているか、スマホチェックに時間を費やしているかを自覚できていますか。

iPhoneならば、アプリやネット閲覧など、スマホで何にどのくらいの時間を費やしているのかがわかる**「スクリーンタイム」という機能**があります。この機能を毎日チェックすれば、今日はスマホを何時間使ったか、スマホゲームを何時間やったか、SNSアプリを何時間使ったかなどが一目瞭然。**自分のスマホ使用状況を客観的に把握**できます。

現代人、とくに若い人は、「たいしたことない」と思っていても、実際にはかなりの時間をスマホにあてているというケースがかなり多いでしょう。

人間、明確な数字を見せられると、事の重大さに気づいて我に返り、冷静になれるもの。自分のスマホの利用時間を意識して客観視し、「こんなに！　無駄だなぁ」と自覚できれば、その気持ちはデジタルデトックスの大きな後押しになります。

こうして列挙しましたが、いきなり全部やれというのは、スマホ世代にはなかなか難しいかもしれません。

そこで、おすすめしたいのは、「頑張ったらご褒美」というルールをプラスすることです。1週間とか10日間など期限を切って、その期間中にこれら5つの決めごとをすべて達成できたら自分に何かしらの〝ご褒美〟をあげる。

気になっていたお取り寄せスイーツを買う。話題の店でランチをする。ちょっといいワインを開ける――。何でもかまいません。

何かしらのインセンティブ（動機づけ）を設けることで、デジタルデトックスへのモチベーションはアップします。

デジタルデトックスを習慣にするための５つのポイント

大原則

ベッドでは寝る以外のことをしない
就寝前は脳をリラックスさせよう

① 就寝 90 分前からはスマホ・パソコンに触らない

② スマホは玄関で充電する

③ 就寝 90 分前にスマホを「機内モード」に

④ 日中から「不要不急のスマホ」をやめる

⑤ スクリーンタイムでスマホの使用時間を毎日チェック

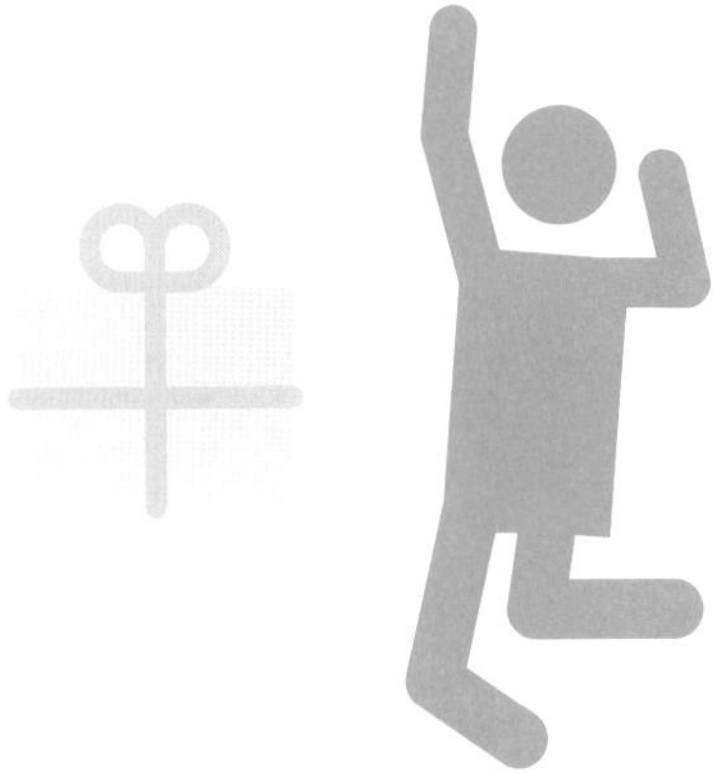

1週間守れたら、
自分に「ご褒美」を
あげよう

▼SNSを取るか、健康を取るか

本来、人間は夜になると自然に眠くなるようにできています。ところが夜寝る前にスマホなどのデジタルデバイスでニュースを見たり、動画を見たり、Twitterやインスタなどで SNSをチェックしたりすると、リラックスして〝睡眠待ち〟になっている脳に、情報という刺激が山ほど入ってきます。すると脳は興奮状態になって寝るどころではなくなってしまうんですね。

とりわけSNSをチェックするという行動は、脳に余計な興奮を与えてしまいます。

やたらとSNSをチェックしてしまう人には、

「自分が知らないところで、おもしろいことが話題になっているかも」

「新しい情報に関して人に後れをとりたくない」

といった強迫観念のような心理が働いていることがあります。

寝る前にスマホやSNSから解放される時間を持つ習慣をつくらないと、ベッドに入っても、常に「この間にも、おもしろいことがバズっているかも」「これ調べたらどうなるかな」という意識が脳にこびりついて眠れなくなることが起こり得るのです。

デジタルデトックスの最大の目的は、無意識のうちに手にしている寝る前のスマホによって、自分の睡眠の質がダダ下がりしていると気づくことです。

突き詰めれば、「ＳＮＳを取るか、自分の健康を取るか」ということ。これは極論でも、大げさな話でもありません。

寝る時間を削ってまでＳＮＳで友だちの投稿を確認することは、明日の健康的な活動と引き換えにしてもかまわないほどの重要なことなのか――。そう考えれば、誰もが自ずとデジタルデトックスの大切さを理解できるはずです。

まとめ

就寝前のスマホは睡眠の「毒」に。
デジタルデトックスを習慣にして寝つきと睡眠の質を改善。

心と頭を整理する

▼「書き出す」という行為で不安が解消される

明日のプレゼン、大丈夫かな。ミスったらヤバいな。
今日発生したトラブル、どう対応したらいいかわからない。
今のペースじゃ、とてもじゃないけど納期に間に合わない。困ったな。

――こうした不安や心配事も脳を覚醒させる刺激となって、スムーズな寝付きを妨げる一因となります。

ですから睡眠の質を高めるには、ベッドに入っても頭をもたげてくる〝気がかりという名のストレス〟をできるだけ和らげることも大事になります。

そこでおすすめなのが、不安やストレスを「紙に書き出す」というアプローチ。

不安の元凶そのものの解消はできませんが、**ネガティブに転びがちな感情や思考を整理し、脳を落ち着かせてリラックス状態に導くためのシンプルかつ非常に効果的な方法**です。

これは脳の前頭葉を活性化してネガティブ感情をコントロールする「認知行動療法」のひとつで、

- **ものごとの事態や状況が整理され、明確に見えてくる**
- **自分を客観視できて、冷静になれる**
- **ストレスに晒《さら》された心を癒してくれる**

といった効果が期待されます。

悩み事は、人に話して聞いてもらうよりも、ノートに書きつける方が心が落ち着き、ストレスや不安も和らぐんですね。

そこで、不安で眠れない夜とサヨナラするためのナイトルーティンとして、２つの「書き出す」アプローチを紹介したいと思います。

▼「エクスプレッシブ・ライティング」で、今日のネガティブ感情を整理する

ひとつめは、「エクスプレッシブ・ライティング」です。

これは自分の頭のなかに湧いてくる思考や感情を、ひたすら紙に書き殴《なぐ》るというもの。アメリカの社会心理学者ジェームス・ペネベーカーによって考案されたテクニックで、「筆記開示」とも呼ばれています。

エクスプレッシブ・ライティングは最高のメンタルコントロール術と考えられています。良質な睡眠を得られるだけでなく、自分自身の思考や感情に冷静に向き合うことで平常心がもたらされ自制心も高まるため、人間関係のストレスが緩和されたり、面接や試験などでも緊張しにくくなったりするといった効果も期待されています。

やり方は簡単で、毎日ベッドに入る前に最低でも8分間、できれば20分間かけて、自分が抱えている悩みや不安、気がかりなことなどのネガティブ感情を紙に書き出すだけ。

最初のうちは「20分なんて長い！」と感じるかもしれませんが、いざやり始めるとあっという間に時間が過ぎてしまいます。

やり方は簡単です。用意するのは「紙」と「筆記具」のみ。

紙は何でもかまいません。折り込みチラシやミスコピー用紙の裏で十分。筆記具もペンでも鉛筆でも何でもＯＫです。

あとはひたすら書くだけなのですが、それでもいくつかルールがあるので、次に挙げておきます。

①ベッドに入る1時間以上前に行う

お風呂に入る前でも、お風呂上がりでも、仕事から帰宅したときでもかまいませんが、寝る直前ではなく、1時間以上前に行ってください。

②書く手を止めない

大事なのは手を止めずに書き続けることです。とくに書くことがない、何も思いつかないという場合でも、「う〜ん」と考え込むのではなく、その思いをそのまま「何も書くことがない」「何も思いつかない」と書き出してください。

③本心、本音を書く

書いた内容は公表するわけでも、誰かに見せるわけでもありません。なので「こんなこと思ってるなんて、恥ずかしい」とか、みっともないとか、不謹慎だとか気にしなくてOK。自分を飾らず、我慢せず、思っていることを本心のまま書き出してください。

④書いたら捨てる

思い切り書き出したら、それでおしまい。とくに自分が書いたものを読み返してチェックする必要などありません。書き出した紙は丸めて捨ててしまいましょう。

エクスプレッシブ・ライティング

用意するもの：紙、筆記具

ルール

1. 就寝1時間以上前に行う
2. 手を止めずに書き続ける（「思いつかない」でもよし）
3. 本心、本音を書く
4. 書いたら捨てる

→

効果

ネガティブ感情やストレスが整理されてリラックス

良質な睡眠

記入例

- 明日会社に行きたくない
- 疲れた
- 課長嫌い、うざい
- ケーキ食べたいけどやせたい
- あとはなんだっけ？
- 明日のランチは何にしよう

エクスプレッシブ・ライティングは、8〜20分間を4日間続けることで効果が出てくる。

エクスプレッシブ・ライティングは最低でも4日は続けないと効果が薄れてしまうことがわかっています。まずは4日間のチャレンジから始めて、徐々に毎日のルーティンにしていきましょう。

ネガティブな感情の処理は、〝理性の脳〟などと呼ばれ、自己コントロールを司《つかさど》る脳の前頭葉で行われています。**エクスプレッシブ・ライティングを行うことで前頭葉の処理機能が起動し、抱えているネガティブ思考やネガティブ感情、仕事や人間関係によるストレスなどが整理されてクリアに**なります。その結果、リラックスできて気持ちよく眠れるようになるのです。

▼「プレディクション」で、明日への不安を解消する

2つ目は「プレディクション」です。これは「明日の予測を書き出す」という快眠テクニックのこと。

夜、明日の「予定の確認」をする人は多いと思いますが、ここでするのは、その予定がどうやって進んでいくのかを「予測」して「書き出す」という作業です。

プレディクション

自分が主人公のドラマの脚本を書くつもりで、明日の自分の行動予測を紙に書いてみよう

朝起きて出社前にお茶を飲みながら
読みかけの本を読んでから家を出て

通勤電車でメンタリスト DaiGo の YouTube を
チェックしながら会社に向かい

会社に着いたら、まずメールチェックして、
午前中は△△関係の処理を済ませて

○○案件は課長から反対意見が出ると思うが、
毎度のことだから、いつものように上手に切り抜けて

ランチは後輩○○か営業の○○を誘って、
久しぶりにあの洋食屋でおいしいオムライスを食べて

昼休み直後は眠くなるだろうけど、
コーヒーを飲んで乗り切って

午後のプレゼンは資料万全だから、
自信を持ってやって

夕方までに溜まった経費精算を片付けて、
飲み会もないから早めに帰宅して

クリーニング店に寄って、
ついでにスーパーで買い物して

コンビニ弁当にも飽きてきたから、久しぶりに自炊して
自宅でパエリアでも作ろっかな

簡単に言えば、「明日という1日は、多分こんな感じで進んでいくんだろうな」というストーリーを予測しておくということ。

例えば、

「○時までに△△関係の書類を仕上げる」

「午後は○時からWeb会議で取引先にプレゼン」

「夜は×時までにクリーニングを取りに行く」

——これは「予定」の確認です。

でもここで言う「予測」とは、前ページの図のように明日1日のおおまかな流れを、ストーリー仕立てで考えておくことです。

そしてこうしたストーリー的な予測を、頭のなかではなく「紙に書き出す」のがプレディクションになります。

明日の予定やタスクを書き出しておく人はいますが、明日1日のストーリーまでを予測して書き出す人はほとんどいないでしょう。

明日の仕事が不安で眠れない。明日のプレゼンが上手くいかなかったらどうしようか気がかりで目が冴える――。人間は、まだ見ぬ未知のものや知りようがない未来のことに対して大きな不安を感じるものです。

そこで、**プレディクションによって「未知なる明日」のより詳細な予測を立てて明文化しておく。「きっと明日はこんな感じなんだろうな」と思えることで、眠りを妨げる明日への心理的な不安を緩和することができる**というわけです。

前述したエクスプレッシブ・ライティングで「今日」のネガティブ感情を整理し、プレディクションで「明日」へ不安を抑制する。2つの「書き出すテクニック」をセットで実践すると、より高い快眠効果を得ることができると思います。

まとめ

「エクスプレッシブ・ライティング」「プレディクション」で、「今日のネガディブ」「未知なる明日」の不安を解消してぐっすり。

脳の「思考モード」をオフにする

▼「慈悲の瞑想」で脳を穏やかに落ち着かせる

夜の心地よい睡眠のために、疲れた脳を休ませる手段としておすすめしたいのが「瞑想」です。瞑想には「脳をリラックスさせ、内なる自分と向き合う」作用があります。瞑想にもいろいろなスタイルがありますが、ここで紹介するのは、瞑想のなかでももっとも短時間で、しかも大きな効果を与えるとされている「慈悲の瞑想」です。

慈悲とは「自分を含めた万物の幸福を願う心」のこと。**すべてのものに感謝し、その幸せを願うという思いを持って瞑想することで、脳が落ち着いてリラックス状態に**

導かれ、それに伴って睡眠の質も上がるのです。

「万物の幸せ」などと言うと怪しげなイメージを持たれるかもしれませんが、慈悲の瞑想の効果は数多くの研究によって実証されています。

代表的なものを挙げてみましょう。心理学者でノースカロライナ大学教授のバーバラ・フレドリクソン博士が行った研究によると、139人の被験者を対象に7週間、慈悲の瞑想を実践させたところ、被験者のポジティブ感情や人生に対する幸福度が高まり、うつ症状が軽減し、自尊心（プライドというより、今の自分をありのままに認められる自己肯定感のような感覚）も身につき、さらには人生の目的が明確に見えてきたという驚くべき結果が確認されています。

また別の実験では、慈悲の瞑想を続けた被験者は、メンタルヘルスに重要な迷走神経の働きが改善してストレスが軽減したという結果も得られています。

「慈悲の瞑想」のやり方には、厳密に言うといろいろと難しい決まりごとがあるのですが、ここでは心地よい寝付きを得ることを目的に、誰でも簡単にできるもっとも基本的な方法を紹介します。それは、

「慈悲の瞑想」のやり方

ルール　**背筋を伸ばして目を閉じます**

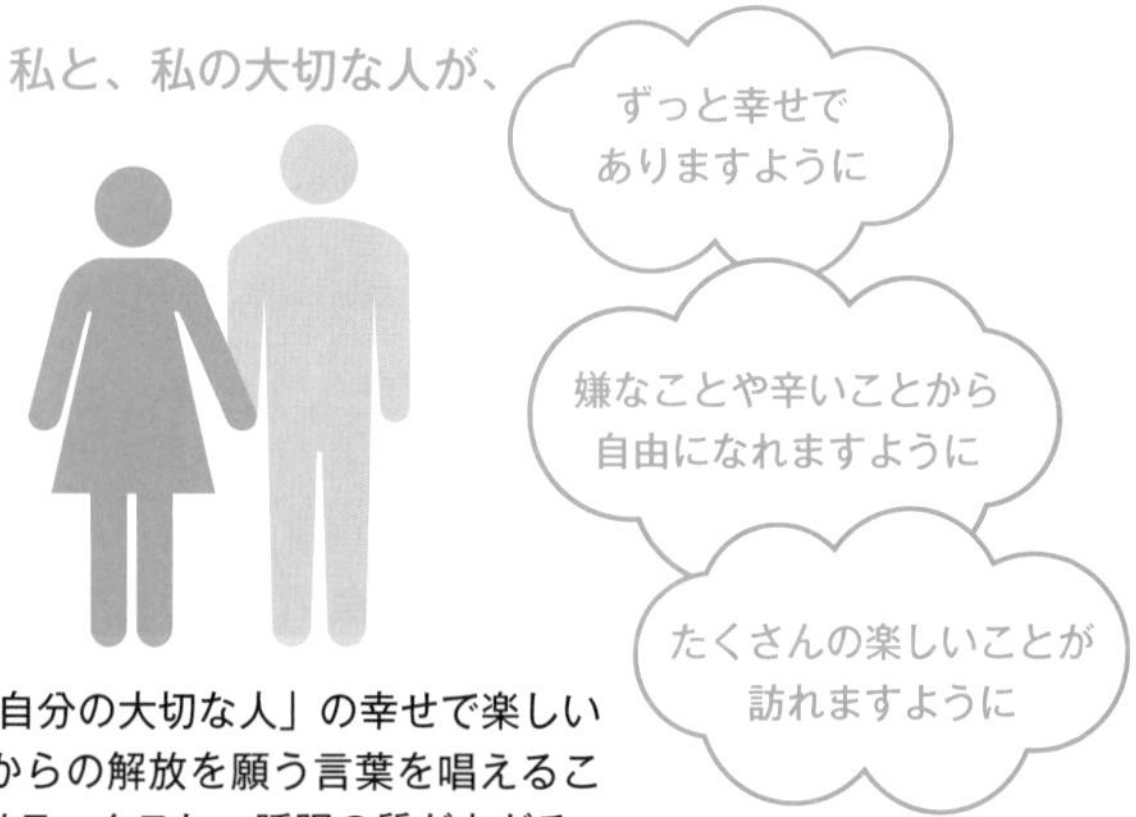
私と、私の大切な人が、
ずっと幸せでありますように
嫌なことや辛いことから自由になれますように
たくさんの楽しいことが訪れますように

「自分」と「自分の大切な人」の幸せで楽しい日々や辛苦からの解放を願う言葉を唱えることで、脳がリラックスし、睡眠の質が上がる。

背筋を伸ばして目を閉じ、「自分」と「自分の大切な人」の、幸せで楽しい日々や辛苦《しんく》からの解放を願う言葉を唱え続ける——。

それだけです。

私と、私の大切な人が、ずっと幸せでありますように。

私と、私の大切な人が、嫌なことや辛いことから自由になりますように。

私と、私の大切な人に、たくさんの楽しいことが訪れますように。

私ってなんてイヤな人間なんだろう——自分の心の狭さや意地悪さが嫌になると、いたたまれなくなって気持ちが沈んでしまうことがあります。他人をディスったり、見下したり、不幸を願ったりすると、そのネガティブな感情は脳へのストレスとなって自分に返ってくるということ。**逆に周囲の人たちの幸福を願うポジティブな気持ちになれば、脳のストレスも減っていきます。**

怪しげなスピリチュアルなどと訝《いぶか》しがらず、博愛の心で瞑想すれば心豊かな深い眠りを手に入れられるでしょう。

▼楽しいことを考えれば3倍速く眠れる

カリフォルニア大学のアリソン・ハーヴェイという研究者は「人は何を考えれば早く眠くなるか」についての研究を行っています。

それは被験者を、

A：ベッドに入って何も考えない

B：ベッドに入って、心配事が消えていく様子をイメージする

ベッドに入ってから何を考えれば早く眠れるか

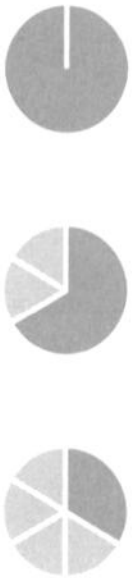

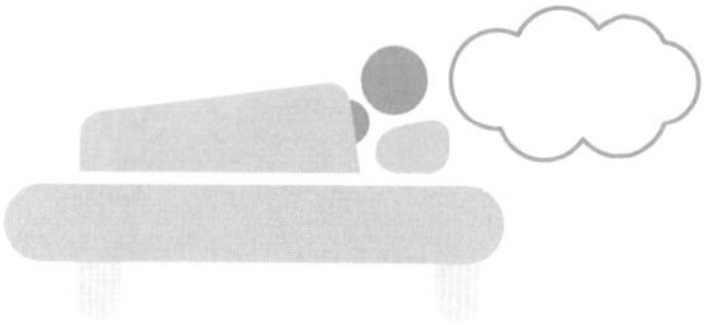

A 何も考えない
→60 分で入眠

B 心配事が消えていく様子をイメージする
→40 分で入眠

C 楽しいことやおもしろいことを考える
→20 分で入眠

結果　楽しいことを考えれば3倍速く眠れる

C：ベッドに入って、楽しいことやおもしろいことを考える

という3つのグループに分け、それぞれの入眠までの所要時間（寝入るまでの時間）を調べるというもの。

その結果、Aグループは寝るまでに1時間、Bグループは寝るまでに40分、そして楽しいことを考えたCグループは20分で眠りに落ちたという結果が出ました。

楽しいことを考えたCグループは、何も考えなかったAグループより3倍も早く眠りに就くことができたわけです。

やはり人間、前向きで楽しい、ポ

ジティブな感情を抱いている方が、スムーズに眠りにつけるということが言えるでしょう。

ただし、だからといって「エッチなこと、エロいこと」を考えるのはNG。いくら楽しくて気持ちよくても、性的興奮が高まるようなことをイメージすると、脳に刺激が伝わって眠れなくなってしまうので注意が必要です。

▼「単調なワーク」で脳から余計な思考を追い出す

睡眠の大きな役割のひとつが「脳のメンテナンス」。身体器官でもっとも大量のエネルギーを消費しながらフル稼働している脳のインプット・アウトプットを停止し、メンテナンスできる唯一ともいえる時間が睡眠中なのです。

そもそも、脳は何もしていない状態でもエネルギーを消費しています。そこにきて人間関係や仕事でのストレス、さらにはネットやスマホによる膨大な情報と、現代人の脳は、日々相当な負担を強いられています。

ベッドに入っても、今日の仕事のことをあれこれ省《かえり》みてしまう。明日の仕事の段取りが気になってしまう。やらなければいけないことが脳裏に浮かんでくる。考えが頭のなかをグルグルとめぐり出して止まらなくなる――。

これではいつまで経っても脳が〝思考モード〟から脱却できません。あれこれ考え過ぎて脳が興奮状態のままでは目がランランと冴えて眠れなくなります。

脳をしっかり休息させるためには、睡眠に入る前の段階から脳への負担をできるだけ軽減させ、論理的思考にブレーキをかけて、何も考えない休息状態に持っていく必要があるのです。

とはいえ「何も考えない」のも意外に難しいもの。「何も考えないようにしよう」と思う時点で、すでに思考モードになっています。

ですから、睡眠前は「何も考えない」ではなく、「余計なことを考えない」状態になることを目指す方がいいと思います。

そこで活用したいのが、次項で紹介するような「変化のない単調なワーク」です。余計なこと考えず、頭を使わない状態が脳をリラックスさせることで、自然な眠りを引き寄せてくれます。

▼「入眠カウントダウン」で寝落ちする

工場のラインでの梱包や検品、倉庫での仕分け、ラベル貼りや封書詰めといった流れ作業的なルーティンワークをしていると、ついウトウトと眠くなる——。このように、シンプルな単純作業には、脳の働きをダウンさせて眠気を誘う作用があります。仕事中に舟を漕《こ》ぐように寝てしまうのは問題ありですが、夜寝る前ならば気持ちよく寝入るための効果的なアプローチになります。

昔から「羊が1匹、羊が2匹——と数えると眠れる」と言います。これも「数える」という単純作業で脳が落ち着き、眠気が誘発されると考えることもできるでしょう。

羊に限らず、「シンプルに数字を数える」という行為は、寝つきをよくするひとつのアプローチになります。

実は私も、眠れない夜にはリラックスするために数字を数えることがあります。名付けて「入眠カウントダウン」。

ベッドに入ったら、まずスタートする数字を「20」とか「30」などと決めます。眠れないときは多めに設定しましょう。そして「20」にしたら、そこから頭のなかで「19、18、17――」のように、ひとつずつカウントダウンしていきます。

ポイントは、あわてずにゆっくり、たっぷり時間をかけて数えること。すると最後の「1」にたどり着く頃には、おもしろいぐらいストーンと眠くなるんです。「ゆっくり過ぎて、数えるのが面倒くさくなって寝てしまう」というようなイメージに近いと思います。

みなさんもベッドに入って眠れない夜は、自分で数えるのが面倒になるほど長ったらしく時間をかける「入眠カウントダウン」をぜひ試してみてください。

ちなみに人気コミック『ジョジョの奇妙な冒険』には、気持ちを鎮《しず》めるために「素数」を数えるプッチ神父というキャラクターが登場します。でもこれはあくまでもコミックの世界の話。一般の人が素数を数えようとすると、頭を使い過ぎてかえって目が冴えてしまう可能性が高いので真似しない方がいいですよ。

▼快速入眠アプリ「マインドシャッフル」

脳へのアプローチで快眠を誘発する方法のひとつに、「認知シャッフル睡眠法」がありま す。これはカナダのサイモン・フレーザー大学のリュック・ボードウィン博士が考案した、海外で話題になったテクニック。**ランダムな単語から連想される情景を次々と頭のなかで思い描いていくことで脳の活動を和らげ、眠りに就きやすくする**というものです。

具体的なやり方は次のような感じです。

ベッドに入ったら、まず簡単な単語をひとつ思い浮かべます。例えば「なつ」(夏)という言葉だとしましょう。

次にその単語のそれぞれの音、この場合なら「な」「つ」から始まる言葉を、思いつくだけ思い浮かべていきます(「ん」や「っ」は飛ばしてOK)。

「な」ならナイターとか、縄跳びとか、奈良の大仏とか――。そしてその単語からイメージできる情景を数秒間思い浮かべます。「球場でナイター観戦している光景」や「縄跳びで二重飛びをしている姿」などをイメージします。

次に「つ」なら月とか、ツメとか、Ｔｗｉｔｔｅｒとか――。そして同じようにその単語からイメージできる情景を思い浮かべます。

こうして脈絡のない情景をランダムにイメージしているうちに眠くなってくる。これが「認知シャッフル睡眠法」の基本的なやり方です。最初の単語（ここでは「夏」）で眠れなければ、次の単語で同じことを繰り返します。

認知シャッフル睡眠法は、「脳が論理的な思考をしているときは眠れない。ランダムな言葉のイメージをシャッフルするように思い浮かべることで論理的思考ができなくなって眠りやすくなる」という考え方に基づいて考案されたテクニックです。

このテクニック、やり方はたしかに簡単なのですが、それでも「自分で思い浮かべた単語を自分でイメージする」というプロセスが面倒くさいという人もいると思います。

そこで、私と私の弟が監修した、認知シャッフル睡眠法を簡単に行える「マインドシャッフル」というスマホアプリを紹介させてください。

①アプリを起動すると、数秒おきにランダムな単語を自動音声で読み上げます
②読み上げられた単語を聞き、思い浮かぶ情景を頭のなかでイメージします
「犬」なら、「駆け回る犬の姿」とか「犬を散歩させている自分の姿」など
「クルマ」なら「スポーツカーが走っている情景」や「運転している自分」など
「夏」なら「南の島のビーチ」とか「かき氷と風鈴がある情景」など
③次の単語が再生されたら、次はその言葉の情景をイメージします
④これを繰り返していくうちに脳がリラックスして、いつの間にか眠りに落ちる

というわけです。

「猫」と言われたら「猫がいる情景」を、「飛行機」と言われたら「飛行機にまつわる情景」」を数秒間でイメージしなければいけない。すると人は、それ以外の余計なことを考えなくなります。**脳の働きが「単語の情景をイメージする」という一択になる。結果、不安や悩みなどあれこれ考えなくなり、脳がリラックス状態になる**のです。

認知シャッフル睡眠法アプリ「マインドシャッフル」

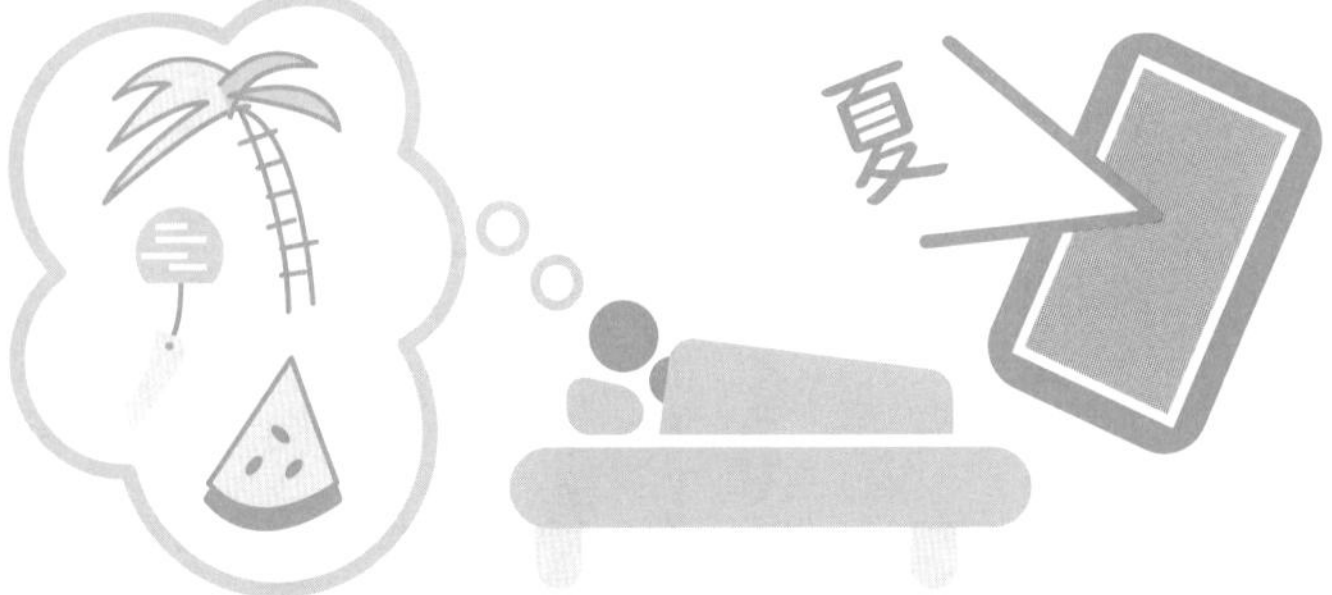

① 数秒おきに自動音声で単語を読み上げられる
② 言葉から思い浮かぶ情景をイメージ
③ 次の単語が再生されたら、その言葉をイメージ
④ 脳がリラックスしていつの間にか眠りに落ちる

自分で言うのもなんですが、「マインドシャッフル」は眠れないと悩む人にとって試す価値が十分にある優秀なアプリだと自負しています。

App StoreやGoogle Playで無料ダウンロード（アプリ内課金あり）できる（2021年7月21日現在）のでぜひチェックしてみてください。

眠れないときは、逆に「寝ない」と考えると、
不思議とすぐに眠れてしまう。

▼「寝ない」と思うほど眠れる？
――「逆接的介入」で眠れることも

眠れないとき無理に寝ようとすると、そのことによって逆に「寝ること」そのものに不安を感じ、余計に眠れなくなってしまう。私たちの脳にはそうした傾向があります。なので、必要以上に「寝なきゃ」と思わないことも大事になります。

ここでひとつおすすめしたいのが「逆接的介入」というテクニックです。簡単に言えば、「解決したい問題をあえてやってみる」というアプローチのこと。

不眠症に悩んでいたある作家さんが実践して想

像以上に効果があったという、非常に興味深い「眠りに落ちるテクニック」があります。

その作家さんは、「絶対に寝ない」と決めて布団に入っていたそうです。寝ないで本を読むとか、ふとんから起き出して何か作業をするということはせず、ふとんのなかで寝る体勢になって、でも「寝ないぞ」と。

そうやって朝まで寝ずに天井を眺めていようとすればするほど、そのミッションを達成できなかった。つまり、途中で眠りに落ちてしまったのだそうです。

グラスゴー大学の研究でも、寝る以外の別な作業をしない状態でベッドに入って「絶対に寝ない」と思った人は、「寝よう」「寝なきゃ」と意識した人、あるいは何も考えなかった人に比べて、より早く眠りに就くことがわかっています。

眠れないときは逆に「寝ない」と考えると、不思議とすぐに眠れてしまう可能性があるのです。「寝ないぞ、寝ないぞ、絶対寝ないぞ！——グーｚｚｚ」という感じでしょうか。

眠れないなら、「寝なきゃ」という余計なことを考えない。

眠れないときは、あえて「絶対に寝ない」と決める。
こうした「逆説的介入」というアプローチも試してみる価値はありそうです。

まとめ

「慈悲の瞑想」や「単純なワーク」「入眠カウントダウン」で脳の「思考モード」をオフにして、入眠を誘発する。

快眠は〃気〃から!?

思い込みも睡眠の質を左右する

「プラシーボ効果」という言葉を聞いたことがあるかと思います。有効成分が入っていない「偽薬」を「効果がある」と伝えて投与すると、暗示的作用で症状が回復したり緩和したりする。つまり「思い込みが体に好影響を与える」という現象のことです。

このプラシーボ効果、実は睡眠にも当てはまるケースがあるんですね。

自分が眠れているっていう思い込みが、実は睡眠の質をめちゃくちゃ上げちゃうっていう面白い研究があるんですよ。

2014年にコロラド大学で行われた実験です。

164人の男女を2つのグループに分け、「睡眠の質をチェックできる」と嘘をついて全員に脳波センサーを装着し、そのまま睡眠をとらせました。

目覚めた後で、一方のグループには、

「眠りが深くて、質の高い睡眠が取れています」

もう一方のグループには、

「眠りの深さも、睡眠の質もまあ普通でした」と嘘の計測結果を伝えた上で、被験者の主観的な睡眠の質を聞いたところ、非常におもしろい結果が得られました。

「質の高い睡眠がとれている」と伝えられたグループの被験者多くは、「いつもよりぐっすり眠れた」と答えました。さらに、その後に行った認知テストの成績もよくなり、覚醒度も集中力も向上したといいます。

つまりは、思い込みなんですね。睡眠の質など計っていないのですから、もしかしたら全然眠れていないかもしれません。でも、それを知らずに**「質の高い睡眠がとれたという結果が出た」と聞かされたことで、実際の睡眠の質など関係なく、「自分はよく眠れたんだ」と思い込んでパフォーマンスも上がったということ。**

おめでたいと言えばおめでたいのですが、これも一種のプラシーボ効果と言えるでしょう。

また、睡眠の研究者として有名なケネス・リックスタイン博士が、世界中で行われた20件の睡眠に関する実験データを分析して「何が不眠に影響を及ぼすのか？」を調べたレビュー論文があります。

その分析で博士が導き出した〝不眠をもたらすものは何か〟の結論は、「自分の睡眠の質に不満があるかどうか」でした。

主観的に**「自分はよく寝ている方だろう」と思っている人は、どれだけ睡眠時間が足りなくても、そのことによる日中の疲労やパフォーマンスの低下が少ないのだとか。**さらに、実はよく眠れていないのに自分の睡眠に不満がない人は、睡眠の質が高く睡眠に不満のない人と同様に、不安やうつの発症リスクが低かったといいます。

ちなみに逆パターンの、「本当はよく眠れているのに、自分では『眠れていない』と感じている人」の場合は、睡眠は足りていても思い込みによって日中の疲労が高まり、パフォーマンスも低下してしまうのだとか。

ちなみに博士のレビュー論文では、「本当はよく眠れているにもかかわらず『自分は眠れていない』と思い込んでいる人（不眠アイデンティティ）は、不眠患者全体の37％にものぼったといいます。まさに「不眠は〝気〟から」と言えるでしょう。

つまり、人は暗示によっても睡眠の質を高めることができるということ。

「全然眠れない」と悩んでいる人も、「でも、実はオレ、結構寝ているのかも」と思うだけでしっかり眠れるようになる、眠りが深くなる可能性もあるのです。

自分で「よく眠れた！」と思い込むだけで睡眠の質が上がり翌日のパフォーマンスが向上する。自分が「オレ、全然眠れていない」と思い込めば、睡眠の質は下がり翌日のパフォーマンスも低下してしまう。睡眠はそれほどまでに思い込みに左右されやすいのですね。

ですから本書で紹介したアプローチや、世間一般で言われている快眠テクニックなどを「これで眠れる」と信じ込んで試してみるのは、大いに効果ありなんですね。

CHAPTER 5

夜の安眠を呼ぶ5つの「モーニングルーティン」

今夜の眠りは今朝の過ごし方で決まる

睡眠の質を上げようと思うと、どうしても〝寝る前の準備〟に関する習慣や行動の改善に目が行きがちです。本書でも第４章では「ナイトルーティン」という形で心地よい入眠を誘う就寝前の習慣を紹介しました。

しかし、それだけではまだ不十分。

実は、その日の夜の〝快眠・安眠〟への準備は、すでに「その日の朝」から始まっているんですね。朝の行動が、夜の眠りを大きく左右しているのです。

ここでは、その日の夜の快眠をもたらすだけでなく、すっきり目覚められて、その日のパフォーマンスもアップする「モーニングルーティン」を紹介します。

「体内時計をリセット」する

▼生体リズムのズレは「朝」に修正される

第2章で解説したように、私たちの体には体内時計という仕組みが存在し、「約24時間周期」でサーカディアンリズムと呼ばれる生体リズムを刻んでいます（↓P68）。

約24時間周期というのは地球の自転のリズムに同調しているためなのですが、実際には人間のサーカディアンリズムの周期はそれよりもやや長いことがわかっています。

そのため、放っておくと地球の自転周期とのズレが生じてしまいます。わずかのズレでも積み重なるとズレ幅は大きくなり、結果的に「昼と夜が逆転する」という事態にもなりかねません。起きているべき時間に寝て、寝ているべき時間に起きている状態が続くと、心身の健康状態にも悪影響を及ぼしてしまいます。

こうしたズレを修正して**体のリズムと地球の自転周期をシンクロさせるには、サーカディアンリズムを毎日〝リセット〟する必要があります**。

ここで注目すべきは、サーカディアンリズムの修正とリセットは「朝」に行われるということ。これこそが「その日の朝の行動がその日の夜の眠りを左右する」と申し上げた理由のひとつなのです。

▼目覚めたら「カーテンを開ける」
——朝の日光浴で体内時計をリセット

体内時計の針を戻してサーカディアンリズムをリセットするために、毎朝のルーティンにしたいのが「起きたらカーテンを開ける」ことです。

朝行われるサーカディアンリズムのリセットに大きな影響を与える要素のひとつが

「光」、とくに「朝の太陽の光」です。

朝になって太陽の光を浴びることで、後ろにズレた体内時計の針が巻き戻され、サーカディアンリズムが地球の自転のリズムに合わせてリセットされるのです。

朝、目覚めたらすぐに寝室や他の部屋のカーテンを思い切り開けて、朝の光をたっぷり浴びるようにしてください。

朝の光を全身に浴びると（直視は危険なのでやめましょう）、体内時計の針がバチッとリセットされ、地球の自転と体のリズムがピタッと揃って、ズレのない1日がスタートします。


ただ、「毎日晴れているとは限らない。曇りの日や雨の日、雪の日など天気が悪くて太陽が出ていない朝はどうするんだ」、という声もあるでしょう。また、寝室が北向きだったり、大きな建物の陰になったりして朝日が当たらないというケースもあるかもしれません。

でも大丈夫。太陽の光はそんなに〝ヤワ〟ではありません。

屋外ならば、晴れの日なら約10万ルクス、曇りの日で約1万ルクス、雨が降っている日でも5000ルクスくらいの明るさがあります。

サーカディアンリズムのリセットに必要な光の強さ（明るさ）は2500ルクス程度なので、たとえ雨や曇りの日でも、雨戸やカーテンを開けて外の光が入ってくる窓辺に立てば、サーカディアンリズムのリセットに十分な光を浴びることができます。

一般的に30分ほど陽の光を浴びると体内時計が調整されやすくなると言われています。朝起きたら、まずカーテンを開けて陽の光を入れ、明るくなった部屋でベッドメイキングを済ませたら（↓P270）30分くらい散歩に出るのが理想的。もしくは窓辺にイスやソファを置いて30分くらい朝の日光浴をするのでもいいでしょう。

▼朝の光で、夜のメラトニン分泌を〝予約〟する

では、なぜ朝の太陽の光によってサーカディアンリズムがリセットされるのか。そこに関係しているのが、これまでに何度も出てきた、「メラトニン」というホルモンです（↓P48）。

自然な眠りを誘発するメラトニンの分泌が、光によって左右されていることは睡眠環境の項ですでに解説したとおり（↓P126）。

朝、太陽の光を浴びると、その刺激によって夜間の睡眠を促していたメラトニンの分泌がストップし、体が覚醒・活動モードへと切り替わります。

実はメラトニンには「分泌が抑制されてから約15時間後に再び分泌が始まる」という特性もあります。

例えて言えば、朝に光を浴びて分泌がストップすると同時に、「約15時間後にメラトニンの再分泌をスタート」というタイマー予約が設定されるようなものです。

例えば、毎朝7時に起きて朝の太陽の光を浴びていれば、毎晩、15時間後の夜10時には自然に眠くなるという、自然な睡眠リズムが生まれます。逆に、朝に太陽の光を浴びないとメラトニンの再分泌タイマーが適正にセットされず、その日の夜の自然な眠りの妨げになってしまうのです。

ちなみに、メラトニンは午前10時過ぎになると自然に分泌が激減します。分泌が止まってからでは、いくら光を浴びてもサーカディアンリズムはリセットされません。

まだメラトニンが分泌されているタイミングで太陽の光を浴びるには、朝は遅くても午前9時頃までに起きたいところです。

▼朝の光がつくるメラトニンの原料「セロトニン」

メラトニンは、脳内にある松果体という器官から分泌されるホルモン。別名「睡眠ホルモン」とも呼ばれ、自然な眠りを誘発する作用があります。つまり、メラトニンの分泌量が増えると眠くなり、抑制されて少なくなると目が覚めるということです。

メラトニンの分泌は夜9時頃から始まります。この時間帯になると眠気を感じてくるのはそのためです。分泌は以降も増え続け、数時間でピークを迎えます。ピークはだいたい深夜3時頃になります。その後、朝方に向けてメラトニンの分泌量が徐々に下がっていき、眠気が収まって目が覚めるというわけです。

朝の太陽の光は、メラトニンのほかにもうひとつ、「セロトニン」というホルモンの分泌も制御しています。

セロトニンは「幸せホルモン」とも呼ばれ、精神の安定や集中力、楽しく幸せな気分をもたらす脳内物質で、さらにはメラトニンの原料となる物質でもあります。

このセロトニンの分泌に欠かせないのもまた、「朝の太陽の光」です。朝日を浴びるとメラトニンの分泌は抑制されますが、同じ朝日の刺激によってセロトニンの分泌は促進され、活性化します。

朝日を浴びて分泌されたセロトニンによって、日中の心の安定と集中、元気がもたらされます。そして夕方になるとセロトニンを原料にメラトニンがつくられ、夜にメラトニンの分泌が高まって眠気が誘発されるのです。

つまり、**夜にメラトニンの大量分泌を促すには、その材料であるセロトニンを日中にしっかり分泌させて確保しておく必要がある**ということです。

メラトニンの分泌がいい睡眠を生み、いい睡眠が朝のセロトニン分泌を促進し、十分に蓄えられたセロトニンによって、また大量のメラトニンがつくられる――。

朝の太陽の光という刺激によって生まれるこの好循環が、サーカディアンリズムのズレを防ぐカギになるのです。

▼夜更かしした翌朝は、「米&肉」を食らう

サーカディアンリズムのリセットに影響を与えるもうひとつの要素とされているのが「朝食」です。

とくに夜更かししたり、徹夜をしたりした翌朝の朝食は重要です。

サーカディアンリズムは摂食活動（ものを食べる行動）によっても調節されることが近年明らかになっています。睡眠中の体はいわゆる〝飢餓状態〟になっていますが、朝食を食べることで胃や腸などの消化器官が動き出します。それによって体が「朝が来て活動が始まった」と認識し、サーカディアンリズムがリセットされるというわけです。

朝、とくに前の晩寝るのが遅かった日の朝食に取り入れたい、体内時計をリセット

体内時計の同調にはガッツリ「米＆肉」の朝食を

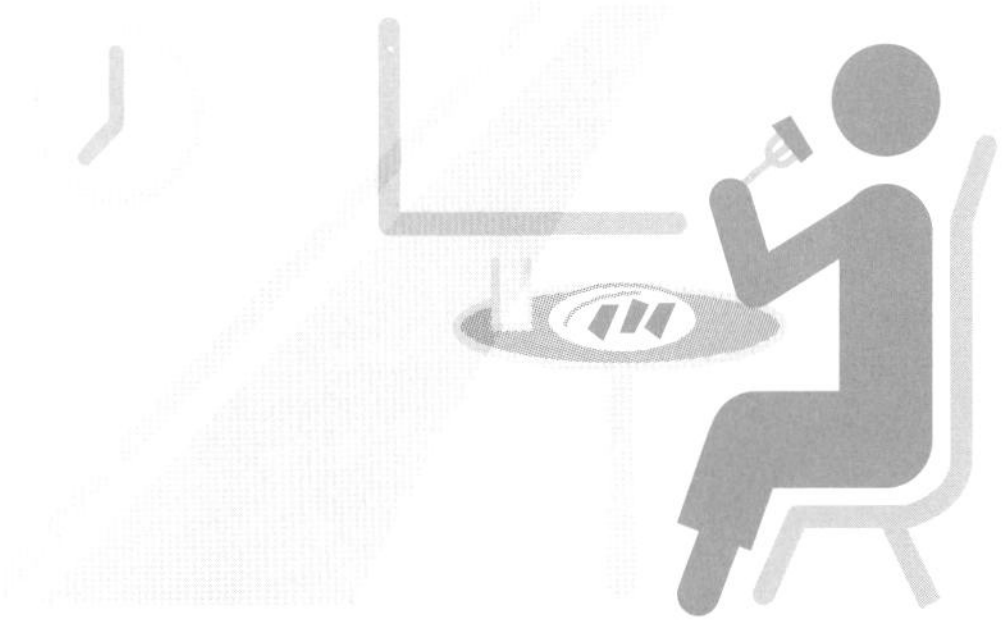

GI値（食後の血糖値の上昇度）が高い「炭水化物」と「タンパク質」をガッツリ食べると体内時計が調整されやすい。

してくれる食材は、「GI値（食後血糖値の上昇度を示す指標）が高い炭水化物」と「タンパク質」です。

炭水化物を摂取するとインスリンが分泌され、インスリンが脳に届いて体内時計を同調させ始めます。また、タンパク質を一緒に摂取することで、その調整効果はより高まるんですね。

「炭水化物」と「タンパク質」、つまり、夜更かしした翌朝の朝食には「お米と肉」を食べましょう、ということです。しかも、軽くではなく、量をたくさん、ガッツリ食べた方が体内時計が調整されやすいこともわかっています。

ですから極端な話、**朝から焼肉丼、朝か**

らかつ丼、朝から牛丼、朝から豚丼でもいいくらいです。

「朝から、しかも睡眠が足りなくて頭がボーッとしているのに、そんな重たいものを食べたくない」という気持ちもわかりますが、そんな朝こそ「米&肉」をガッツリ食べて、できるだけ早いうちに体内時計を元に戻すべきなんですね。

私は海外に行くと、最初の2~3日は意識的に朝食をたくさん食べます。それも同じ理屈で、朝食で体内時計のズレを修正して時差ボケになるのを防いでいるわけです。

夜更かしや徹夜の翌朝は、ガッツリ米と肉を食らう——。生活が不規則になりがちな人は、ぜひ覚えておいてください。

理想を言えば、その朝食は「朝の陽ざしが降り注ぐ窓辺のテーブル」で食べるのがベスト。「光」と「朝食」のダブル効果で体内時計をリセットできます。

まとめ

サーカディアンリズムは「太陽の光」と「朝食」でリセットする。
夜更かしした翌朝や徹夜明けは「米と肉」をガッツリ。

目覚ましに頼らずに起きる

▼アラームでは脳も体も完全には目覚めない

朝は目覚まし時計やスマホのアラームで起きている人がほとんどかと思います。

実は、大音量のアラームでいきなり飛び起きることには大きなデメリットがあり、脳にもあまりよくありません。

人間に限らずほとんどの動物は、眠っていてもかすかな音がしただけでパッと跳ね起きるように目を覚まします。**本来、自然界において動物が音によって目覚めるのは敵に攻撃されたときだけ。つまり、「音がする＝敵の襲来」という本能への刷り込み**

によって、反射的に覚醒してしまうわけです。

寝不足なのに無理やりアラーム音で叩き起こされると、しばらくはボーッとして頭が働かないのは、音に対する本能で目覚めているだけで、脳も体も完全には目覚めていないからなのです。

アラーム音で目覚める覚醒と、自然に目が覚める覚醒はまったくの別物と考えるべきでしょう。

▼目覚ましの「スヌーズ機能」も使わない

アラームによる目覚めをおすすめしないもうひとつの理由が、アラームを一旦止めても、しばらくすると再び鳴り出す「スヌーズ機能」による弊害です。

1回のアラームで起きられない人にとっては、「あと10分だけ」「もう15分だけ」という願いをかなえてくれる便利な機能かもしれません。しかし、スヌーズに頼るほど、人は寝起きが悪くなってしまうことがわかっているのです。

2016年にアメリカの行動経済学者ダン・アリエリー博士が行った研究レビュー

でも「スヌーズ機能は行動経済学的に無意味で、むしろ逆効果」であることが示されています。

その理由は、スヌーズ機能が「起きるまでの手間を増やしてしまう」から。

スヌーズを使わないときは、起きるまでにアラームを1回止めるだけですが、スヌーズを使うと、起きるまでにアラームを2回も3回も止めることになります。**スヌーズを使うと起きるまでの手間が多くなり、次第に起きること自体が面倒になってしまう**というわけです。

また、ベルが鳴るとよだれが出る〝パブロフの犬〟のように、本来アラームによる目覚めは、「アラームが鳴る」という刺激と「目を覚ます」という反応が1対1で結びついている習慣になるべき行動です。

ところがスヌーズ機能を使うと、アラームが鳴るという刺激に対して、「目を覚ます」のではなく、「一旦、アラームを止める」という反応が結びついてしまうのです。

目覚ましは鳴ったのに、起きられなくて寝過ごした――スヌーズ機能に慣れるとこうした失敗が増えるのも、アラームでは「目を覚ます」という行動が誘発されず、勝手に体が反応してアラームを止めているからです。

さらにスヌーズ機能を使うと脳に混乱をきたすという考え方もできます。

例えばスヌーズでアラームが3回鳴るという設定の場合、最初と2回目のアラームは「一旦止めて、あと10分寝る」というメッセージなのに、最後の3回目のアラームだけは「目を覚ませ」という命令になります。

同じ刺激なのに状況によって意味合いが変わってしまう。これが脳の混乱を招いて、結果、寝起きが悪くなるのです。

私たちの脳は、ひとつの刺激（アラーム音）には、ひとつの反応（目を覚ます）というシンプルなルールにより、適応するようにできています。アラームのスヌーズ機能には、そのルールを複雑化してしまうデメリットがあるのです。

▼目覚まし要らずで自然に目覚めるテク
――起きる時間を決めて寝る

私は朝の起床に目覚ましを使っていません。アラームやスヌーズ機能のデメリットへの懸念もあるのですが、人間は本来、アラームに頼らなくても狙った時間に起きることができる能力を持っているから、というのも理由のひとつです。

ここからは、その能力を発動させる方法を紹介したいと思います。起きようと思う時間の5～10分前に自然と目覚められる、朝の辛さに悩む人必読のテクニックです。

先に答えを言ってしまいましょう。その方法とは**「決まった時間に寝て、決まった時間に起きる生活を1週間ほど続ける」というもの**です。

こうすることで人間は、決めた時間よりもやや早めに、自然に起きることができるようになるのです。もちろん科学的な根拠もあります。

1999年にドイツのリューベック大学である実験が行われました。それは15人の

被験者を、

・「朝6時になったら起こします」と伝えてから寝てもらったグループ
・「朝9時になったら起こします」と伝えてから寝てもらったグループ

という2つに分けて研究室で睡眠を取らせるというものです。

そして翌朝、どちらのグループも朝6時に起こし(片方のグループは朝9時まで寝ていられると思っていたのに6時に起こされたことになります)、被験者の体内でどのような変化が起きるかを調べたのです。

その結果、「6時に起こす」と言われて時間どおりに起こされたグループは、すっきり目覚めることができ、「9時に起こすと言われて6時に起こされた」グループは、起きてからしばらく頭がボーッとして、寝起きがよくなかったことがわかりました。どちらも同じ「6時」に起きているのに、目覚めの質が大きく異なっていたのです。

原因を調べたところ、「6時に起こすと言われて時間どおりに起こされた」グループでは、朝4時半頃からすでに脳内のコルチゾールなどのストレスホルモンの分泌量が増え始めていました。コルチゾールは人間の体は覚醒モードにするホルモンです。

起こす時間によるコルチゾール分泌実験の結果

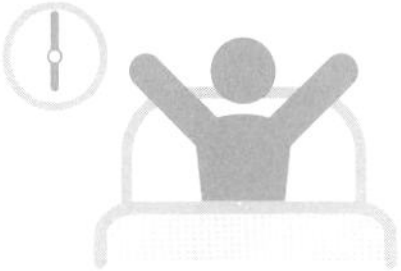

「朝６時になったら起こします」と伝えておいて
朝６時に起こしたとき

朝４時半頃からコルチゾール分泌量増加
→すっきり目覚めることができた

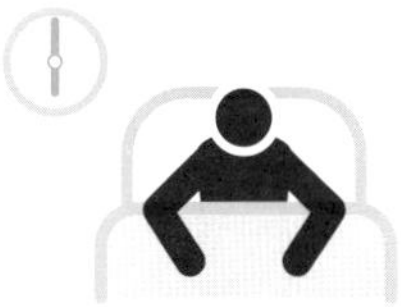

「朝９時になったら起こします」と伝えて
朝６時に起こしたとき

朝６時にもコルチゾール分泌なし
→起きてからしばらく頭がボーッとして
寝起きがよくなかった

結果　翌朝起きる時間を決めてから寝る習慣をつけよう

１週間続けると、決めた時間に自然にすっきり起きられるようになる。

つまり、起こされるかなり前から、体が〝起きる準備〟を始めていたことになります。

ところが「9時に起こすと言われて6時に起こされた」グループは、4時半はおろか6時になっても、コルチゾールの分泌がありませんでした。決めた時間より早く起こされたため起きる準備が整わず、すっきり目覚められなかったのです。

ここからわかるのは、**人は「何時に起きるかを決めておく」と、そこからさかのぼって早い段階から体が〝目覚める準備モード〟になる**ということ。

人体のこうした特性を踏まえて、「夜、翌朝起きる時間を決めてから寝る」習慣をつければ、決めた時間に合わせて体が覚醒準備モードに移行するという機能がより正確に働くようになります。その結果、決めた時間に自然に、しかもすっきり起きることができるようになるのです。

起きる時間を決めて寝ると、それに合わせて体が覚醒準備モードになる——こうした特性の重要なカギとなるのが、「ＰＥＲ」という脳内物質、脳でつくられるタンパク質です。

ＰＥＲとは、夜になると分泌量が抑制されて眠くなり、朝起きる時間になると分泌量が増えて目覚めを誘う、いわゆる覚醒を誘発するタンパク質です。

夜決まった時間に寝て、朝決まった時間に起きるという規則正しい睡眠習慣を続けていると、次第に体が睡眠と覚醒のタイミングを覚えてきます。それに伴ってＰＥＲやコルチゾール（拡ストレスホルモン）の分泌サイクルも最適化されることで、起きたい時間に起きることができるようになるわけです。

こうした人体機能があるにもかかわらず目覚まし時計やアラームに頼って目覚めることに慣れてしまうと、脳が怠けて「アラームが起こしてくれるんだから、自分で目覚めることはない」と、目覚めを〝アラーム任せ〟にしてしまいます。すると、脳内でＰＥＲが適正に分泌されなくなり、自力で目覚められなくなるのです。

アラームがないと朝起きられない人は要注意。ＰＥＲの分泌を制御する体内時計がズレている可能性が高いと思った方がいいかもしれません。

「規則正しい生活をしましょう」という教えは、朝のすっきりした目覚めに関しても見事に的を射ているのですね。

まとめ

決まった時間に寝て、決まった時間に起きる睡眠習慣で、ホルモンの分泌サイクルも最適化され、自然に目覚める体に。

自分で「ベッドメイキング」をする

▼起き抜けの小さなタスクがもたらす、「快適な朝」と「充実の日々」

すっきりと目が覚めるだけでなく、その日のパフォーマンスや仕事の生産性が向上し、人生への満足度までもが高まる――そんな驚くべき、しかも誰もが明日の朝からすぐに実践できる毎朝のルーティンがあります。

それは「ベッドメイキング」です。

朝起きて最初にやるべきことはベッドメイキング――意外に思うかもしれませんが、

たしかに朝起きて乱れているベッドをきれいに整えると「よし！」という達成感のような気持ちよさを感じたことがある人も多いのではないでしょうか。

そして、朝のベッドメイキングはそうした感覚的なものだけでなく、統計的にも証明されている正しい朝のルーティンなのです。

実際に、朝起きてすぐに自分できちんとベッドメイキングしてから仕事に出かける人は、仕事への満足度も収入も高く、仕事への疲労感まで少なくなることが研究によって判明しています。

２０１２年に「Hunch.com」というサイトが６万８０００人の男女を対象に、「朝起きてすぐの行動」について調査を行いました。

朝、起床してからどんなことをしているのか――その行動と人生の満足度や収入などの関係性について統計を取って分析し、毎朝起きてすぐに行うべき効果的な習慣を見つけようとしたわけです。

その結果、導き出された重要な朝の習慣が「ベッドメイキング」だったのです。

朝起きてベッドメイキングをしない人が全体の59％でもっとも多く、自分でベッドメイキングする人は全体の27％。残りはハウスキーパーさんがしてくれるという人でした（日本人にはピンと来ないかもしれませんね）。

そしてここからが興味深いのですが、「朝起きたら、自分でベッドメイキングをする人」の71％が「自分は幸せだ」と答えている、つまり人生や仕事への満足感が高いという結果が出ました。さらに、「朝、自分でベッドメイキングをしない人（ハウスキーパーに任せている人も含む）」の62％が「自分は不幸だ」と考えていたのです。

・朝自分でベッドメイキングをしている人の7割は「自分は幸せ」と思っている
・朝ベッドメイキングをしていない人の6割は「自分は不幸だ」と思っている

これはあくまでも統計データであって、なぜこのような結果になったのかという因果関係は明確ではありません。

ただ考えられるのは、**朝起きてすぐに自分でベッドメイキングをするという小さな生活習慣の継続が、人生を成功に導く重要なファクターである「自己コントロール能力」や「誠実さ」を高めるトレーニングになっている**のではないかということです。

朝起きてすぐ自分で「ベッドメイキング」する行動について

朝起きて、自分でベッドメイキングをしている人の
71%→「自分は幸せ」と思っている

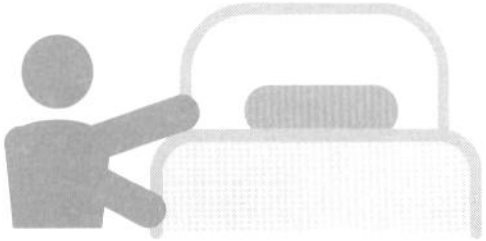

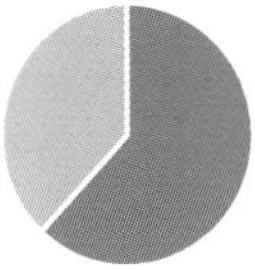

自分でベッドメイキングをしない人の
62%→「自分は不幸」と思っている

朝起きてすぐの小さな生活習慣がメンタルを安定させ、
1日の充実にもつながる

また、毎朝起き抜けに同じルーティンを行うことでメンタルが安定するという効果もあるでしょう。

そういう意味では、ベッドメイキングに限定しなくてもいいのかもしれません。朝起きた瞬間にすぐできる何かしら特定の行動を習慣にすることが重要だと言えます。ベッドまわりの簡単な掃除でもいいし、ベッドに寝ていない人なら「ふとんの上げ下ろし」でもいいでしょう。

私もこの統計データを知ってから、朝起きたらすぐにベッドのシーツを伸ばしたり、枕カバーを直したりと、ベッドまわりの整理をするようにしています。

みなさんも明日の朝目が覚めたら、すぐに自分でベッドメイキングをしたり、ふとんを片付けたりしてみてください。

自分に課した小さなタスクを毎日やり遂げるという習慣が、その朝の目覚めのよさや、その日1日の充実へとつながっていきます。

また、アメリカ国立睡眠財団が行ったアンケートでは「規則正しくベッドメイキングをして寝室を清潔にしている人は、夜の睡眠の質が高くなる傾向がある」という結果が出ているそうです。

朝のうちにベッドメイキングをしておけば、夜寝るときにきれいな状態のベッドに入ることができます。その快適さがストレスを癒して、眠りの質を高めるという考え方もできるかもしれません。

まとめ

朝の「ベッドメイキング」が「自己コントロール能力」や「誠実さ」を高め、その日1日の充実につながる。

「有酸素運動」をする

▼朝15分の有酸素運動で脳を最適化する

その日1日のパフォーマンスを格段にアップさせる、朝するべきルーティンのひとつに「運動」があります。

カナダのマギル大学の研究によると、**朝15分の有酸素運動をすることで脳が最適化され、その日はずっと集中力や認知能力、考察力、記憶力などを高い状態に維持できる**ことがわかっています。

その研究では、被験者全員にパズルゲームをプレイしてもらい、その後全体を、

・A：エアロバイクを15分間全力でこぐグループ
・B：座ったままで15分間休憩するグループ

の2つに分けます。そしてそこから、

・30分後
・60分後
・90分後
・8時間後
・睡眠を挟んで24時間後

の5つのタイミングで再び同じゲームをやってもらい、その都度、全員の脳波を測定して脳の活動の変化をチェックしたそうです。

すると30分後、60分後、90分後はいずれも、15分間エアロバイクを全力でこいでからゲームに挑んだAグループの方が脳が最適化され、ゲーム中も脳の活性レベルが低かったという結果が出ました（脳の活性レベルが低い＝脳が少ない労力で効率的に働いていることを意味します）。

そして、8時間が経過したタイミングでは両チームのゲームスコアにほとんど差が出なくなり、睡眠を挟んで24時間が経過した際のチェックでは、運動をしたAグループの方のスコアが再びよくなる傾向が確認されています。つまり、

・15分の有酸素運動をする

⬅

・そこから8時間は、脳が効率よく働くようになり集中力も高まる

⬅

・以降、脳の働きは落ち着いていく

⬅

・睡眠を取ることで、最初の8時間で脳に効率よくインプットされた情報の

整理・定着が行われる

⬇

・翌日（24時間後）も再び脳の働きがよくなる――

というプロセスを辿《たど》っているわけです。

この研究結果から考えられるのは、

・有酸素運動によって脳の働きの効率がよくなったことで、脳の活動領域が広がって、その分、多くのタスク処理が可能になったのではないか

・また運動と睡眠は相関性があり、脳へのインプットが行われる前の運動が、その後の睡眠中の記憶の定着を後押しするのではないか

ということ。つまり、**「朝15分の有酸素運動」は、その日1日のパフォーマンスだけでなく、翌日にも好影響を与える非常に有意義なルーティン**と言えるのです。

朝起きたら、15分から20分でいいので有酸素運動のウォーキングやジョギングをするのもいい、サイクリングやプールで泳ぐのでもいいでしょう。

「朝はそこまで時間がない」という人は、朝の通勤・通学時にひとつ手前の駅で降りて「1駅分を早歩き」するのもおすすめ。

うっすらと一汗かくくらいの有酸素運動を朝のルーティンに取り入れて、脳にエンジンをかけてあげましょう。

まとめ

朝の「15分の有酸素運動」で脳が最適化され、集中力や認知能力、考察力、記憶力などが爆上がりする。

朝の「NG行動」を知る

▼朝のNG行動① ネガティブなストレス予想

朝起きて新しい1日のスタートを迎えたとき、ふと、

「あ〜、今日は苦手なお得意さんとの商談か。気が進まないな」

「今日は1日中予定がパンパンで残業確実。面倒くさいなぁ」

「今日って朝から営業会議じゃん。また部長に絞られるのか。嫌だなぁ」

など、その日の「嫌なこと」「憂鬱な予定」が頭に浮かんでげんなりする――誰にでもあることだと思います。

でも、これは最悪。朝、やってはいけないNGアクションの筆頭です。

ペンシルベニア州立大学の研究では、人間は「ストレスフルな事態が起きそう」と予測するだけで、脳のワーキングメモリ（情報を一時的に保持しながら、同時に処理をする能力で、日常のあらゆる判断や行動に関っている）の機能が著しく低下してしまうことがわかっています。

実際にその「嫌なこと」「ストレスフルなこと」があろうがなかろうが関係なく、予測しただけで脳の働きが悪くなるのだそうです。

私たちの1日の行動は、朝の行動に大きく左右されます。朝イチで、気分が滅入って凹むようなことがあったり、面倒くさいことを言われたりすると、その日はもう1日中イライラしている——。このように、朝に受けるネガティブなストレスは、1日中引きずってしまいがちです。

人間の頭のよさ（IQ＝知能指数）はそう簡単には上がりません。つまり、そう簡単に頭がよくなることはありません。しかし、逆は違います。頭が悪くなる（IQが下がる）ときは、いとも簡単に悪くなって（IQが下がって）しまいます。**朝のネガ**

ティブなストレスは、簡単にＩＱを下げる要因のなかのひとつなのです。

・重要な局面でとんでもない決断ミスを犯してしまう
・信じられないような凡ミスを繰り返してしまう
・頭がぼんやりとして仕事が手につかなくなる

こうしたケースは、ネガティブなストレス予測によってＩＱがダダ下がりしていることが原因だったりするもの。

朝一番の「今日は嫌なことが多そう」とネガティブな予測は、それだけで思考力や集中力、判断力の低下を招き、その日のパフォーマンスに大きな悪影響を及ぼすことになります。

大事なのは、朝起きたらとにかくポジティブなことを考えることです。たとえその日に嫌なことがあっても、「それを乗り越えたら気分がいいはず」「サクッと済ませて、夜は飲みに行こう」などと前向きな予測に変換してしまいましょう。

▼朝のNG行動② 起き抜けすぐのコーヒー

朝起きたら、まずコーヒー。目覚めのコーヒーを飲まないと頭が冴えないという人は少なくないと思います。

コーヒーに含まれるカフェインという成分を朝や午前中に摂取した方がいいという考え方は間違っていませんが、実は摂取するタイミングがすごく重要です。

朝飲む場合、〝起きてすぐ〟というタイミングだけは避けた方がいいんですね。

その理由は、目覚めを誘発する働きを持つコルチゾールというホルモンの存在にあります。

午前3時頃から朝にかけて分泌のピークを迎えるコルチゾールの働きによって、私たちの脳は徐々に覚醒していくのですが、その過程でのカフェインの摂取には気をつけた方がいいのです。

なぜなら、カフェインがコルチゾールの分泌を妨げるからです。というより、カフェインとコルチゾール、お互いの覚醒作用が相殺されて、コルチゾールの分泌が抑制されてしまうのです。

朝起きた直後にコーヒーを飲むと、本来増えるべきコルチゾールの分泌が抑制されて覚醒効果が失われ、眠気が覚めずに体がだるいなどの症状が起きてしまいます。

朝コーヒーを飲むなら起きてすぐではなく、「起きてから90分以上経ってから」がいいでしょう。

ただし、それでもあまり飲み過ぎないように。

1日に摂取するカフェインの適量は、コーヒーにすると健康な成人で450ミリリットル程度（小さめのカップで3杯くらい）と言われています。

なかには朝だけでこの量に達してしまう人もいるかもしれません。しかし、カフェインを過剰摂取すると、刺激が強くなって興奮状態を招き、精神的な不安感や焦燥感、苛立《いらだ》ちなどネガティブ感情が生まれることがあります。

そうなると、先に解説した『朝のNG行動① ネガティブなストレス予想』につながってしまう恐れがあるので、朝のコーヒー摂取量には注意が必要です。

カフェインの効果的な摂り方

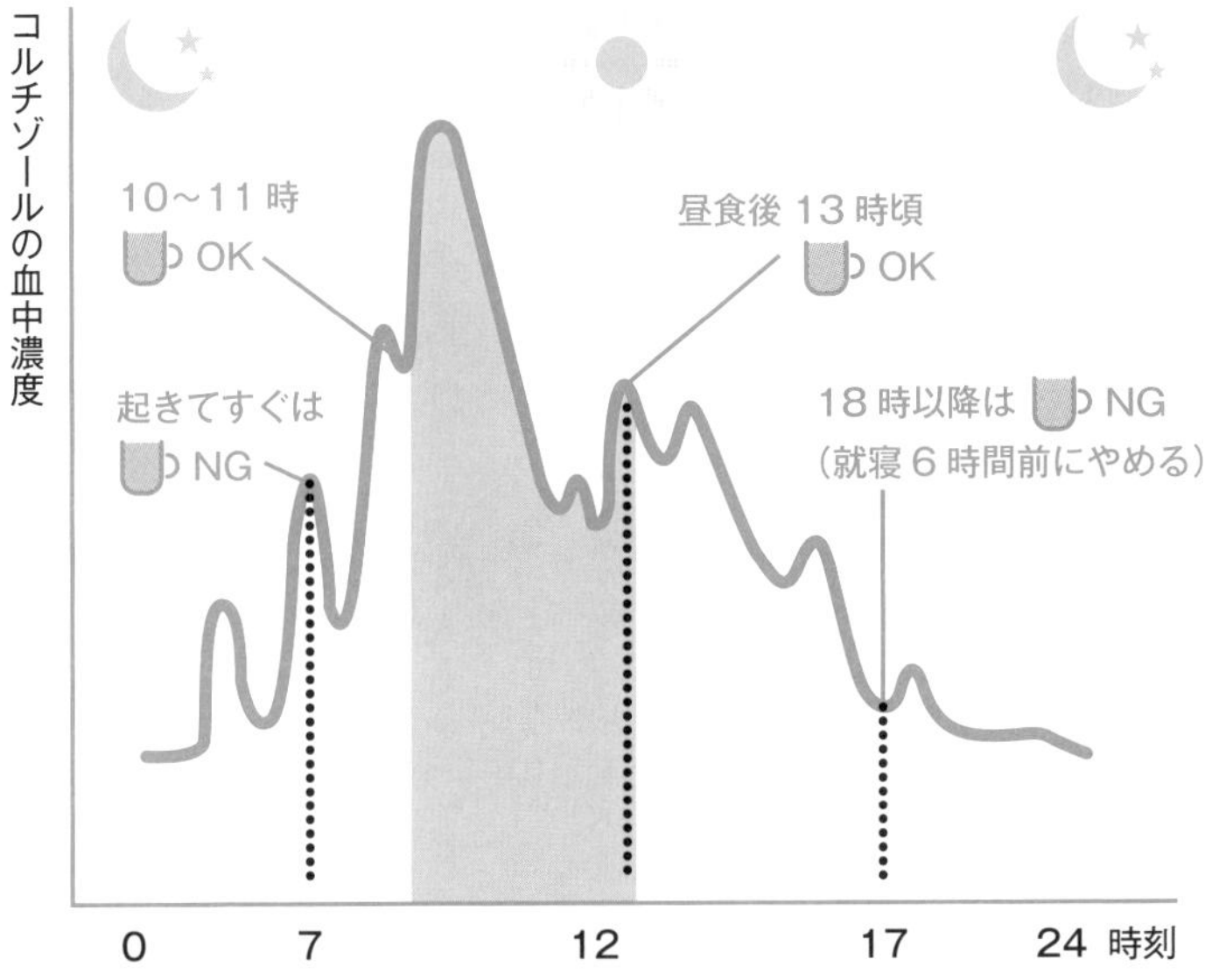

コルチゾールの分泌量が下がるタイミングでカフェインを摂取すると効果的。1日コップ3杯が適量。

起きてすぐはNG　カフェインによって覚醒作用が相殺されて、コルチゾールの分泌量が抑制されてしまう。

10時〜11時、昼食後13時頃がOK　コルチゾールの分泌量が少なくなるタイミングに摂取すると覚醒作用を助ける。

18時以降はやめる　カフェインはメラトニン（睡眠を促すホルモン）の分泌を抑制するので、夕方以降は控えめに。

▼朝のNG行動③　頭を使わない簡単なタスク

朝のうちはすぐには本気の仕事モードになれない。いきなり重要な仕事なんてしたくないから、手始めにメールチェックでもしよう――こんなふうに考えて、朝イチは簡単なタスクから手を付けるという人も多いでしょう。

でも、それもまた、やってはいけない朝のNG行動です。

朝イチで取り組むのなら、シンプルなルーティン仕事などではなく、緊張感のある重要な仕事や思考力や集中力が必要な難しいタスクにするべきなんですね。

脳に負荷がかかる困難なタスクを「朝やるべきか、夕方やるべきか」について調べた研究があります。

私たちの体にはストレスから生体を守るために「HPA軸（視床下部―下垂体―副腎系）」という反応系列の仕組みが構築されているのですが、その働きは「朝が高く、夕方から夜になるほど低くなる」ことが、その研究でわかっているのです。

つまり人は、朝の方がストレスに強いということ。もちろんネガティブなストレスは排除しなければいけませんが、**自分にとって意味のあるポジティブなストレス（仕事への集中や緊張、前向きな思考など）への耐性は夜より朝の方が高い**んです。

ですから**朝にこそ、メンタルの負荷が高い重要な仕事や難しいタスクをやるべき**です。

逆に言えば、朝にメールチェックやデスクの片付けのような簡単で頭を使わない作業しかしないのは、ストレスに強くなっている〝自分のムダ遣い〟で、ものすごくもったいないんですね。

ストレスに強くなっている朝こそ、自分のためになる、やりがいのある、でも少しハードで困難な仕事に取り組むべきなのです。

まとめ

朝には「ネガティブ予想」「簡単なタスク」はNG。メンタル負荷が高い重要な仕事やタスクをやるべき。

賢眠コラム

夜中に目が覚めて眠れないときは

砂糖と塩を摂取すれば解決

ベッドに入って「おやすみなさい」で、目覚めたらもう朝――こういう人がうらやましいという声をよく耳にします。夜中に目が覚めて、その後眠れなくなるという「中途覚醒（深夜覚醒）」で困っている人は意外に多いようですね。

中途覚醒の人には、とくに午前2〜4時に目が覚めるケースが多いと言われています。そのまま起きて何かしようというには早過ぎるし、もう一度寝るには少し遅いという、絶妙な時間帯に目が覚めてしまうのですから、困ったものです。

本書では中途覚醒には軽いストレッチをおすすめしましたが、マット・ストーンという人の著書『Eat for Heat』のなかにひとつ、興味深い記述を見つけました。

それによると、**「砂糖と塩」を摂取することで夜中に目が覚める中途覚醒を解決できる**のだそうです。

午前2〜4時に目が覚めてしまう中途覚醒の原因のひとつがアドレナリン。アドレナリンが過剰に分泌されることで興奮度が高まって目が覚めてしまうのです。

夜中にアドレナリンの分泌量が増え過ぎる原因のひとつが血糖値の低下。眠っている間に血糖値が下がると、それを回復させようとして副腎髄質《ふくじんずいしつ》からアドレナリンやコルチゾールといった興奮を誘うホルモンが一気に分泌されるわけです。

そしてマット・ストーンによれば、夜中のアドレナリンの過剰分泌を抑えるには砂糖と塩が効果的なのだとか。**「砂糖5：塩1」の配分で混ぜて小さなケースに入れておき、夜中に目が覚めたときに、ほんの少しだけ舌の裏側に付けて摂取すれば、気分が落ち着いてスムーズに睡眠に戻れるようになる**といいます。

何やらオカルトチックな感じもしますが、本書でも触れたように糖質には睡眠の質を上げる効果がありますし、塩分には副腎のストレスをやわらげる作用が認められています。その点では、アドレナリンやコルチゾールによる深夜の覚醒を抑制する効果があってもおかしくはないと言えます。

この方法は査読論文ではありませんが、ネット上では「やってみたらすぐに眠れた」という声もあるようです。なので中途覚醒しやすい人は、一度くらいは試してみてもいいかもしれません。

あとがき

人生の目的が明確な人ほど睡眠の質が高い――。

2017年、ノースウエスタン大学が平均年齢79歳の高齢者825人を被験者にして、睡眠に関する興味深い研究を行っています。

被験者に「PSQI」(Pittsburgh Sleep Quality Index)という睡眠の質をチェックするテストを行い、同時に「人生における目的尺度(自分の人生にどれぐらい目的を持って生きているか)」も計測するというもの。つまり、「人生の目的や生きがいの有無」と「睡眠の質」の相関関係を調べたわけです。

その結果、人生の目的が明確な人ほど睡眠の質が高く、朝の目覚めもよかったという結果が出ました。

人は仕事や趣味、ボランティア、学びたいことや身につけたいことなど生きがいや人生の目的を持つとライフスタイルが変わります。毎日の生活リズムにメリハリがつきます。

生きがいや目的があるから、人生に不安が少ない。
だから寝つきもよくなり、しっかり眠れる。
しっかり眠れるから、体と心も十分に休められる。
十分に休息できるから、目覚めたらすぐに精力的に活動できる。
体調もメンタルの状態も良好だから、集中力も行動力も上がる。
日中、健全に活動できるから、夜、ぐっすり眠れる――。

こうした好循環が生まれることで日々の睡眠の質が向上します。それどころか、その人の人生の質までが大きく変わっていくのです。

そうであるならば、睡眠の悩みを抱えている人には、自分の仕事や人生に迷いが生じている可能性があるとも考えられます。
先々の長期的な目的がない人は、目先のことばかりに意識が向かってしまうもの。目の前の些細な問題にばかり気をとられていると、どうしてもそこに迷いや不安、焦りが募り、ネガティブ感情が積み重なってしまいがち。その結果、毎日の睡眠に支障が出てくる可能性も高くなるんですね。

ですから**今一度自分の人生に向き合い、自分なりの生きがいを見つけ、明確な人生の目標を再確認することもまた、質の高い睡眠を手に入れるための非常に効果的なアプローチになる**のです。

人生がそうであるように、睡眠の質の改善も長期戦。一朝一夕で解決できるものではありません。昨日今日の睡眠がどうこうではなく、1週間、半月、1か月、半年、1年といった長期的なスパンで考え、取り組むことが重要です。

毎日の生活のなかで意識の変化や改善への試みを積み重ねることで、睡眠の質も、人生への影響も変わっていくのだと私は考えます。

日々の眠りを充実させることは人生を充実させること。
人生を充実させることは日々の眠りを充実させること。
No good sleep, No good life.――よい眠りなくして、よい人生なし。

みなさんの睡眠と睡眠への意識が向上し、人生が満たされますように。

2021年8月

メンタリストDaiGo

参考文献

Enhanced Protein Translation Underlies Improved Metabolic and Physical Adaptations to Different Exercise Training Modes in Young and Old Humans
Matthew M Robinson, Surendra Dasari, Adam R Konopka, Matthew L Johnson, S Manjunatha, Raul Ruiz Esponda, Rickey E Carter, Ian R Lanza, K Sreekumaran Nair

Swain DP, Abernathy KS, Smith CS, Lee SJ, Bunn SA. Target heart rates for the development of cardiorespiratory fitness. Med Sci Sports Exerc.

Too exhausted to go to bed: Implicit theories about willpower and stress predict bedtime procrastination
Katharina Bernecker, Veronika Job

Relearn Faster and Retain Longer: Along With Practice, Sleep Makes Perfect
Show less
Stéphanie Mazza, Emilie Gerbier, Marie-Paule Gustin, Zumrut Kasikci, Olivier Koenig, Thomas C. Toppino, Michel MagninFirst

A Rare Mutation of β 1-Adrenergic Receptor Affects Sleep/Wake Behaviors
Guangsen Shi Lijuan Xing David Wu Bula J. Bhattacharyya Christopher R. Jones Thomas McMahon S.Y. Christin Chong Jason A. Chen Giovanni Coppola Daniel Geschwind Andrew Krystal Louis J. Ptáček Ying-Hui Fu

Perceived Partner Responsiveness Predicts Better Sleep Quality Through Lower Anxiety
Show less
Emre Selcuk, Sarah C. E. Stanton, Richard B. Slatcher, Anthony D. Ong

The Stirring Sound of Stress
The internal alarm clock. Why we sometimes wake a minute before the alarm.
Jeff Howe

最高の体調 ACTIVE HEALTH　鈴木祐

よく眠るための科学が教える 10 の秘密　Richard Wiseman

Butyrate and other short-chain fatty acids as modulators of immunity: what relevance for health?
Kees Meijera, Paul de Vosb and Marion G. Priebea

Butyrate Improves Insulin Sensitivity and Increases Energy Expenditure in Mice
Zhanguo Gao, Jun Yin, Jin Zhang, Robert E. Ward, Roy J. Martin, Michael Lefevre, William T. Cefalu, and Jianping Ye

Short-Chain Fatty Acids and Human Colonic Function: Roles of Resistant Starch and Nonstarch Polysaccharides
David L. Topping, and Peter M. Clifton

Dietary resistant starch alters the characteristics of colonic mucosa and exerts a protective effect on trinitrobenzene sulfonic acid-induced colitis in rats
Tatsuya Morita, Hiroki Tanabe, Kimio Sugiyama, Seiichi Kasaoka, Shuhachi Kiriyama

Insulin-sensitizing effects of dietary resistant starch and effects on skeletal muscle and adipose tissue metabolism
M Denise Robertson, Alex S Bickerton, A Louise Dennis, Hubert Vidal, Keith N Frayn

Resistant starch supplementation influences blood lipid concentrations and glucose control in overweight subjects
Ock Jin Park, Nam E Kang, Moon Jeong Chang, Woo Kyoung Kim

The effect of mental fatigue on critical power during cycling exercise
Hawbeer Salam, Samuele M Marcora, James G Hopker

Mental fatigue impairs physical performance in humans
Samuele M. Marcora, Walter Staiano, and Victoria Manning

Mental Fatigue Impairs Endurance Performance: A Physiological Explanation
Kristy Martin, Romain Meeusen, Kevin G Thompson, Richard Keegan, Ben Rattray

自分を操る超集中力　メンタリスト DaiGo

最短の時間で最大の成果を手に入れる 超効率勉強法　メンタリスト DaiGo

エッセンシャル思考 最少の時間で成果を最大にする　グレッグ マキューン (著), 高橋 璃子 (翻訳)

SINGLE TASK 一点集中術――「シングルタスクの原則」ですべての成果が最大になる　デボラ・ザック (著), 栗木 さつき (翻訳)

Waking Up on the Wrong Side of the Bed: The Effects of Stress Anticipation on Working Memory in Daily Life
Jinshil Hyun, MA, Martin J Sliwinski, PhD, Joshua M Smyth, PhD

A randomized crossover, pilot study examining the effects of a normal protein vs. high protein breakfast on food cravings and reward signals in overweight/obese "breakfast skipping", late-adolescent girls
Heather A Hoertel, Matthew J Will & Heather J Leidy

Increased dietary protein as a dietary strategy to prevent and/or treat obesity
Heather J Leidy

Cycling, car, or public transit: a study of stress and mood upon arrival at work
Stéphane Brutus , Roshan Javadian , Alexandra Joelle Panaccio

Hypothalamic-pituitary-adrenal axis differentially responses to morning and evening psychological stress in healthy subjects
Yujiro Yamanaka, Hidemasa Motoshima, Kenji Uchida

Boosting Vocabulary Learning by Verbal Cueing During Sleep
Thomas Schreiner, Björn Rasch

Does Elite Sport Degrade Sleep Quality? A Systematic Review
Luke Gupta, Kevin Morgan, Sarah Gilchrist

Effects of High vs. Low Glycemic Index of Post-Exercise Meals on Sleep and Exercise Performance: A Randomized, Double-Blind, Counterbalanced Polysomnographic Study
Angelos Vlahoyiannis, George Aphamis, Eleni Andreou, George Samoutis, Giorgos K. Sakkas, and Christoforos D. Giannaki

Bed-time food supplements and sleep: effects of different carbohydrate levels
J M Porter, J A Horne

Bed-time food supplements and sleep: effects of different carbohydrate levels
J M Porter, J A Horne

Eat for Heat　Matt Stone

Effect of kiwifruit consumption on sleep quality in adults with sleep problems
Hsiao-Han Lin, Pei-Shan Tsai, Su-Chen Fang, Jen-Fang Liu

Kiwifruit: our daily prescription for health
Welma Stonehouse, Cheryl S. Gammon, Kathryn L. Beck, Cathryn A. Conlon, Pamela R. von Hurst, and Rozanne Kruger

NATURE FIX　自然が最高の脳をつくる　最新科学でわかった創造性と幸福感の高め方　フローレンス・ウィリアムズ（著）, 栗木 さつき（翻訳）, 森嶋 マリ（翻訳）

The effects of bedroom air quality on sleep and next-day performance
P. Strøm-Tejsen, D. Zukowska, P. Wargocki, D. P. Wyon

Eric Barker(2017) Barking Up the Wrong Tree: The Surprising Science Behind Why Everything You Know About Success Is (Mostly) Wrong

Kana Okano et al.(2019) Sleep quality, duration, and consistency are associated with better academic performance in college students

睡眠こそ最強の解決策である　マシュー・ウォーカー（著）, 桜田 直美（翻訳）

自分を操り、不安をなくす究極のマインドフルネス　メンタリスト DaiGo

マインドフルネス・ストレス低減法ワークブック　ボブ・スタール（著）, エリシャ・ゴールドステイン（著）, 家接 哲次（翻訳）

8時間睡眠のウソ。日本人の眠り、8つの新常識　川端 裕人 , 三島 和夫

Physical activity may strengthen children's ability to pay attention　MELISSA MITCHELL

Heidi Salmons(2016) Research:Teenage use of mobile devices during the night

Magnesium supplementation improves indicators of low magnesium status and inflammatory stress in adults older than 51 years with poor quality sleep　Forrest H Nielsen, LuAnn K Johnson, Huawei Zeng

Melatonin: can it stop the ringing?　Agnes Hurtuk, Claudia Dome, Christopher H Holloman, Kelly Wolfe, D Bradley Welling, Edward E Dodson, Abraham Jacob

A single-blinded, randomized pilot study evaluating the aroma of Lavandula augustifolia as a treatment for mild insomnia
George T Lewith, Anthony Dean Godfrey, Philip Prescott

Subjective effects of glycine ingestion before bedtime on sleep quality
Kentaro INAGAWA, Takenori HIRAOKA, Tohru KOHDA, Wataru YAMADERA, Michio TAKAHASHI

どうしてもがんばらなくてはならない人の徹夜完全マニュアル　宮崎 総一郎 , 森国 功

Beneficial effects of Silexan on sleep are mediated by its anxiolytic effect　Erich Seifritz, Sandra Schläfke, Edith Holsboer-Trachsler

Double-blind placebo controlled trial of the anxiolytic effects of a standardized Echinacea extract　József Haller, Laszlo Krecsak, János Zámbori

The effects of saffron (Crocus sativus L.) on mental health parameters and C-reactive protein: A meta-analysis of randomized clinical trials
Amir Ghaderi, Omid Asbaghi, Željko Reiner, Fariba Kolahdooz, Elaheh Amirani, Hamed Mirzaei, Hamid Reza Banafshe, Parisa Maleki Dana, Zatollah Asemi

Hippocampal and Cerebral Blood Flow after Exercise Cessation in Master Athletes
Alfonso J. Alfini, Lauren R. Weiss, Brooks P. Leitner, Theresa J. Smith, James M. Hagberg and J. Carson Smith

The effectiveness of breakfast recommendations on weight loss: a randomized controlled trial
Emily J Dhurandhar, John Dawson, Amy Alcorn, Lesli H Larsen, Elizabeth A Thomas, Michelle Cardel, Ashley C Bourland, Arne Astrup, Marie-Pierre St-Onge, James O Hill, Caroline M Apovian, James M Shikany, David B Allison

A randomized controlled trial to study the effects of breakfast on energy intake, physical activity, and body fat in women who are nonhabitual breakfast eaters
Gabrielle Marie LeCheminant, James D.LeCheminant, Larry A.Tucker, Bruce W.Bailey

Usual breakfast eating habits affect response to breakfast skipping in overweight women
Elizabeth A Thomas, Janine Higgins, Daniel H Bessesen, Bryan McNair, Marc-Andre Cornier

Shorter Time in Bed May Protect Against Chronic Insomnia
Greg Richter

https://www.youtube.com/watch?v=3GANcWJuiCE

眠りとホルモンの深い関係　体内時計を整えてよい睡眠を . 日経 woman https://aria.nikkei.com/atcl/cc/nh/100300009/121800009/ (日経ヘルス 2019.12.25)

イラストでよくわかるがん治療とサポーティブケア 第 2 版 . 田口哲也（監修）

睡眠障害の対応と治療ガイドライン . 2012 睡眠障害の診断・治療ガイドライン研究会（編）

スタンフォード式 最高の睡眠　西野精治

第 5 回 睡眠の基礎知識〜その 4. https://www.e-kango.net/selfcare/aroma/sleep/vol5.html 一般社団法人日本看護学校協議会共済会

【クロノタイプ診断】動物別の睡眠タイプで理想のライフスタイルと性格がわかる！朝型 or 夜型から簡単に診断　https://kashikoi.with.is/articles/274

[連載]「うつ？」と思ったら副腎疲労を疑いなさい【9】本間龍介　SB クリエイティブ Online https://online.sbcr.jp/2014/12/003873.html

カフェインの効果と摂取できる飲み物・食べ物５選！眠気には何が効く？　Medi Palette LOTTE https://www.lotte.co.jp/medipalette/902/

Guyton & Hall Textbook of Medical Physiogy, 12th Edition 2011

著者プロフィール

メンタリスト DaiGo（めんたりすと・だいご）

英国発祥のメンタリズムを日本のメディアに初めて紹介し、日本唯一のメンタリストとしてTV番組に出演。

その後、活動をビジネスやアカデミックな方向へ転換、企業のビジネスアドバイザーやプロダクト開発､作家として活動。著書は累計450万部。趣味は1日10～20冊程度の読書、猫と遊ぶこと、筋トレ。

ビジネスや健康法、恋愛や子育てまで幅広いジャンルで人間心理をテーマにし、YouTubeや独自配信アプリ【Dラボ】にて動画配信を精力的に行っている。

●オフィシャルサイト
https://daigo.jp

●Dラボ
https://daigovideolab.jp/

編集協力	柳沢敬法
デザイン	菊池祐
校正	土井明弘
カバー撮影	浦川一憲（IKKEN）
ヘアメイク	永瀬多壱（Vanites）
スタイリング	松野宗和
協力	Koala Sleep Japan 株式会社（https://jp.koala.com）
イラスト・図版	尾本卓弥（リベラル社）
DTP	尾本卓弥・安田卓馬（リベラル社）
編集人	伊藤光恵（リベラル社）
営業	津村卓・持丸孝（リベラル社）

編集部　近藤碧・山田吉之・鈴木ひろみ
営業部　澤順二・津田滋春・廣田修・青木ちはる・竹本健志・榊原和雄
制作・営業コーディネーター　仲野進

賢者の睡眠 超速で脳の疲れを取る

2021年8月24日　初版

著　者　メンタリストDaiGo
発行者　隅　田　直　樹
発行所　株式会社　リベラル社
〒460-0008 名古屋市中区栄3-7-9 新鏡栄ビル8F
TEL 052-261-9101　FAX 052-261-9134
http://liberalsya.com
発　売　株式会社　星雲社（共同出版社・流通責任出版社）
〒112-0005 東京都文京区水道1-3-30
TEL 03-3868-3275

ISBN978-4-434-29247-7　C0030

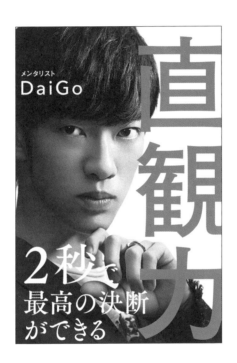

2秒で最高の決断ができる 直観力

（四六判／256ページ／1300円＋税）

日本一のメンタリストが明かす、初の直観本。直観は鍛えることのできる技術。コツを掴むだけで、驚くほど高速に決断できるテクニックを収録！ 仕事、恋愛、夢…。即断即決で全てを手に入れる人は『直観力』を磨いていた！